本书系湖湘高层次人才聚集工程创新人才项目

湖南妊高症多学科专病联盟项目

2023 年省级临床重点专科建设项目——产科（妊娠期高血压疾病方向）

2022 年湖南省卫生健康高层次人才项目

省级知名医学学科骨干人才培养项目

核心蛋白聚糖与胎儿生长受限的相关性研究项目

孕妇外周血胎盘来源 DNA 甲基化状态对子病前期预测价值的研究项目

5G 信息化平台的管家模式在妊娠期高血压疾病患者全程管理中的应用项目

MOOC 联合导师负责制培养模式在妇产科住院医师培训的应用项目

最美守望
——生孩子那些事

U0221547

主　审：陈敦金　宋玉琳

主　编：蒋玉蓉　潘　华　黄漫丰

副主编：李　青　吴　珊　李　慧　黄利敏　汪　倩

编　委：王振辉　彭湘莲　唐　超　唐圣魏　郭晶晶　梁朝明　刘　湾

　　　　唐琦媛　吴　慧　尹丹娟　张晶晶　张　霞　贺　彤　路　莎

　　　　谭海燕　谭雅芳　张　洁　王丽娟　杜　翠　苗　冰　李小叶

　　　　廖丽芬　唐亚美　吴　丹　谢　琦　赵明敏　柳　娜　张　丽

　　　　何伶俐　蒋锴凯　李　萍　刘叶君

湖南科学技术出版社 · 长沙

序 言

当你读到这本书的时候，恭喜你揭开了《最美守望——生孩子那些事》的面纱，拥有了一份美丽的期待，获得一份美丽的守望。

初为人母，孕育生命，会有非常多的不适和困惑。这本书综合了大部分妈妈的疑惑，从备孕的秘籍到早孕的担忧，从妊娠期的营养到妊娠风险的评估及处理，从分娩的准备到产房里的甜蜜和痛苦，以及产后的哺乳和康复，几乎把妊娠期间的所有困惑，浓缩成一个个的问题展示在准妈妈们面前，在这本书里全部倾力解答。本书文字通俗易懂、专业精准、幽默诙谐、图文并茂，是妊娠期科普读物中难能可贵的精品，是陪伴您整个妊娠期的良师益友。

孕育是一次辛苦而又幸福的美妙旅程。在我看来，女性的一生中有几个幸福的时光，妊娠期就是其中最为重要的一个，这是一个孕育生命的过程，伟大而骄傲，你用血肉之躯把一粒生命的种子培育成为一个嗷嗷待哺的婴儿，之后又用乳汁把孩子哺育长大，这是何其伟大而自豪的事情啊，还有比孕育更神圣的事情吗？这是人类之根本，众生之所向。虽然人类的生命只有短短数十载，面对自然与环境，我们永远是脆弱的，但是孕育会把进化和发展寄托于一代又一代的传承与开拓里。

女性，因为孕育配得上母亲的称号，女子本弱，为母则刚，无论你现在身处何地何境，只要有孕育，就拥有希望，只要胸怀希望，就一定会守住云开见月明。

在孕育里的母亲最为美丽，妊娠中不必在意隆起的腹部，变样的身材，这是生命成长的标志。妊娠中如何保持血压稳定，如何减少并发症，妊娠期如何增加营养的同时还能做到"美丽如初"，诸如此类问题，孕妈妈们能够在本书中找到答案。

这本书凝聚了湖南省妇幼保健院几十位妇产专家多年经验和心血，经历了全国各地多位产科学专家数年筹划、撰写、修改、审稿等过程，终于付梓了。这个过程就像我们的孕妈妈所经历的一样，是一次美丽、幸福而又艰辛的旅途，期待着，坚守着。你们的孕育，是我们最美的守望。

2023 年 7 月 18 日

前　言

　　孕育生命是一件神圣且奇妙的事。对每一个家庭来说，新生宝宝就像春天的一缕清风，也像夏日的一抹清凉，让家庭充满了无限的快乐和期待。从计划孕育到宝宝诞生，沉甸甸的幸福背包时刻伴随着每一个家庭。但是准爸爸和准妈妈们真正了解生命孕育的过程吗？知道如何规范产检吗？知道如何应对产科的一些特殊疾病吗？知道如何进行新生儿的护理吗？

　　宝宝的健康成长不仅是父母的最美期望，也是所有产科医务工作者的最美守望。随着我国生育政策的调整，高龄、多胎、多产、女性肥胖/超重、辅助生殖技术逐渐增多，妊娠合并症和并发症不断增加，准爸爸和准妈妈们更需要在妊娠时增强保健意识，了解基础的产科相关知识，这样有助于成功分娩。

　　本书由妇产科、新生儿科、心理科、麻醉科、口腔科等知名专家共同撰写，分为备孕篇、妊娠篇、分娩篇、产后篇、新生儿养育篇5章，共有114篇科普文章，全面介绍女性妊娠前、妊娠期、产时、产后需要了解和掌握的产科相关知识，科学性和实用性强，可以为新手爸妈们提供科学、实用、有效的指导。

2023 年 7 月 11 日

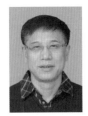

陈敦金 现任广州医科大学附属第三医院／广州妇产科研究所所长、广东省产科重大疾病重点实验室主任、粤港澳母胎医学高校联合实验室主任，享受国务院政府特殊津贴专家，广东省妇产科学领军人才。

兼任中国医师协会妇产科分会母胎医学专业委员会主任委员、中国医师协会毕业后医学教育妇产科专业委员会副主任委员、中华医学会围产医学分会常委、中华医学会围产医学分会重症学组常务副组长、广东省医师协会母胎医学医师分会主任委员、广东省医学会妇产科分会副主任委员等；中华产科急救电子杂志总编辑，Maternal-Fetal medicine、中国实用妇科与产科杂志、中国妇产科临床杂志、中国生育健康杂志等杂志副主编，中华妇产科杂志、中华围产医学杂志编委等。

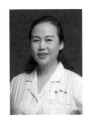

宋玉琳 主任医师，从事临床、科研与教学工作30余年，2001年担任湖南省妇幼保健院产科主任，孕产保健部学术主任；湖南省医学会医疗事故技术鉴定专家库成员，湖南省医学会第七届围产医学专业委员会委员，湖南省预防医学会第六届妇女保健专业委员会委员，湖南省产科质量控制中心委员，世界中医药学会联合会围产医学专业委员会第一届理事会常务理事。主持多项省级及厅级课题研究：孕激素受体改变致胎膜早破早产的研究；液体负平衡在妊娠期高血压疾病中的应用研究；综合管理对妊娠期高血压疾病结局影响的研究；高血压疾病俱乐部对妊娠期高血压疾病控制影响的研究；"血清内毒素与妊娠期高血压疾病及妊娠糖尿病的关系"研究；"孕妇术前血糖管理及临床干预对降低新生儿低血糖发生的意义"研究；"基于Mate分析的人工神经网络早产预测方法及应用""一种应用前瞻性妊娠队列的子痫前期预测模型研究"等。

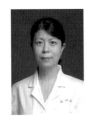

蒋玉蓉 主任医师，硕士生导师，湖南省妇幼保健院产一科主任，中国医师协会医学科学普及分会第三届委员会委员，中国妇幼保健协会心电与电子监护专业委员会副主任委员，中国妇幼保健协会生育保健专业委员会委员，中国医药教育协会生育健康专业委员会委员，中国妇幼健康研究会孕产安全委员会委员，湖南省妇幼保健与优生优育协会妊娠期高血压疾病防治专业委员会主任委员，湖南省优生优育协会促进自然分娩专业委员会副主任委员，湖南省健康服务业协会孕产健康分会副理事长，湖南省医学会围产医学专业委员会母胎医学学组委员，湖南省产科质量控制中心委员，湖南妊高症多学科专病联盟负责人。

入选湖南省卫生健康高层次人才，2022年湖南省最美医生，入选湖南省妇幼保健院1313人才。主持参与多项省级科研课题，荣获全国妇幼健康科学技术奖三等奖，第 18 届湖南医学科技奖三等奖。从事妇产科临床、教学、科研工作 20 余年，主攻产科危急重症的诊治，长期从事高危妊娠和围产医学的研究和临床工作。

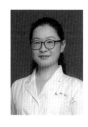

李青 副主任医师，毕业于中南大学湘雅医学院，从事妇产科临床工作 16 年，发表论文多篇，参与课题多项。湖南省妇幼健康与优生优育协会妊娠高血压综合征防治专业委员会委员。熟练处理妇产科常见病、多发病，擅长妊娠期保健、高危妊娠如妊娠期高血压疾病、妊娠糖尿病、多胎妊娠、先兆早产、未足月胎膜早破、胎儿生长受限、前置胎盘等的妊娠期管理及围产期处理，擅于处理产科常见危急重症如胎盘早剥、羊水栓塞、产科出血等，熟练实施各种产科手术及阴道助产。

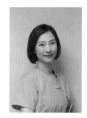

汪倩 儿科学硕士，新生儿科副主任医师，新生儿二科副主任，从事新生儿临床救治工作 13 年，把每个患儿当成自己的孩子来关爱，尊重每个患儿家长的情感需求。2015 年赴加州大学戴维斯医学中心新生儿重症监护室研修，2020 年赴津巴布韦开展医疗援助一年，获优秀援非队员称号。主持参与科技厅、卫健委科研课题多项，发表论文多篇。荣获医院嘉奖、先进个人、工会积极分子。热心科普工作，发表科普文章多篇，获第七届科普大赛二等奖，参编科普书籍《孕妇学校新课堂》。

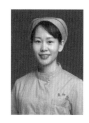

黄利敏 副主任护师，担任湖南省妇幼保健院产一科（妊娠高血压疾病专科）护士长，国家级母乳喂养咨询师；国家级袋鼠式护理师资；担任湖南省糖尿病健康教育与管理委员会委员；湖南省心理管理委员会委员；母婴健康家庭服务分会委员；湖南妊高症多学科专病联盟理事，湖南省妇幼保健与优生优育协会妊娠期高血压疾病防治专业委员会委员，"湖南省护士心理健康促进项目"志愿者；多次担任湖南省产科专科护士培训基地的授课老师、湖南省妇幼保健院产科护理学继续教育班授课老师、医院孕妇学校师资，有丰富的管理经验和教学经验。2017 年以来，带领团队，在产科门诊全国首创成立妊娠期高血压疾病俱乐部，为妊娠高血压综合征孕产妇实施全程规范化管理，2021 年 8 月借助 5G 信息化平台在湖南省内率先启动妊娠期高血压疾病 5G+ 血压监测平台，搭建集监测、指导、会诊和转诊为一体的妊娠高血压综合征远程会诊平台和大数据库，建设高水平的妊娠高血压综合征多学科智慧妇幼管理平台。

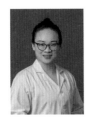

潘华 主治医师，硕士，湖南省妇幼保健院产一科专干、基层培训教学秘书、湖南省妇幼保健与优生优育协会妊娠期高血压疾病防治专业委员会青年委员兼秘书、全国卫生产业企业管理协会健康服务适宜技术委员会委员。擅长产科高危妊娠的妊娠期监测和健康指导，擅长妊娠合并症及并发症的抢救，对妊娠期高血压疾病有较丰富的经验。发表多篇科普及论文，主持省级课题一项。

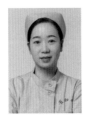

黄漫丰 主管护师，毕业于吉首大学医学院护理本科系，工作期间获中南大学公共卫生学院 MPH 公共卫生硕士。国家级母乳喂养咨询师，母乳喂养咨询师师资，早产儿袋鼠式护理师资，健康管理师（三级），湖南妊高症多学科专病联盟理事，湖南省妇幼保健与优生优育协会妊娠期高血压疾病防治专业委员会青年委员，湖南省女医师协会早产防治综合管理专业委员会委员。2017 年 12 月，担任湖南省妇幼保健院妊娠期高血压疾病孕妇俱乐部管理专职人员，开启妊高症孕产妇全孕期健康教育及个性化指导；2019 年 3 月，开设俱乐部专属微信号，进行线上 + 线下联合管理，微信管理高危孕产妇数千人；2021 年 8 月，担任妊高症 5G+ 信息化管理平台专职人员，运用智能化平台，AI 预警功能，实现妊娠高血压综合征孕产妇全过程、全时空、全方位规范化管理。发表论文数篇，获实用新型专利 1 项，参与院内新项目 2 项，参与 2023 年卫健委课题一项。

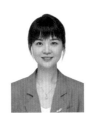

李慧 主治医师，硕士，湖南省妇幼保健院产一科骨干，担任全国卫生产业企业管理协会健康服务适宜技术分会委员；湖南省妊娠高血压综合征多学科专病联盟理事；湖南省妇幼保健与优生优育协会妊娠期高血压疾病专业防治委员会秘书兼青年委员。擅长产前咨询、围产期保健以及妊娠合并症及并发症的救治，对妊娠期高血压疾病、妊娠糖尿病、妊娠合并肝胆疾病等病理产科有较丰富的经验。发表多篇科普及论文。参与多个省级科研课题。

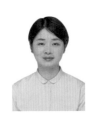

吴珊 主治医师，毕业于中南大学湘雅医学院，湖南省妇幼保健院产一科专干，担任全国卫生产业企业管理协会健康服务适宜技术分会委员。2017 年进入湖南省妇幼保健院工作至今，研究方向为妊娠期高血压疾病及妊娠肝内胆汁淤积症等，发表专业论文多篇。

目 录

CONTENTS

目录

第三章　分娩篇

CONTENTS

目录

第四章 产后篇

第五章　新生儿养育篇

CONTENTS

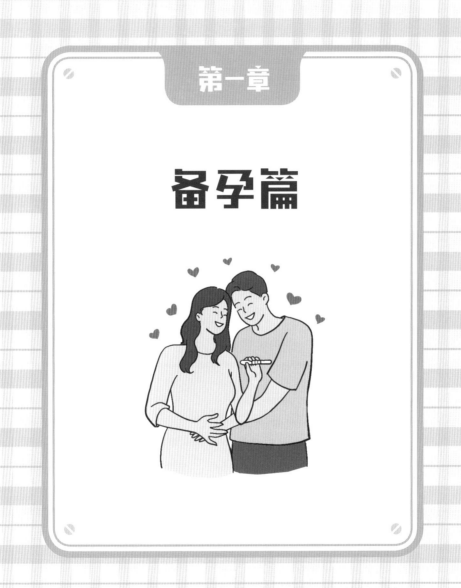

第一章

备孕篇

关于月经的"前世今生"

　　小美今年迎来了人生中的第一次月经。对于突如其来的流血，小美不知所措，不明白为什么会流血，这样是不是正常的，有什么需要注意的。下面就月经的"前世今生"一一道来。

什么是月经？

　　月经是由于子宫内膜的周期性脱落引起的阴道流血。月经又被称为"例假""大姨妈""做好事"。月经的第一次来潮称月经初潮。自月经初潮到形成规律的月经需要2~3年，所以刚来月经的青春期女性面对不规则的月经时不必太过恐慌。月经初潮

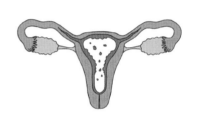

子宫内膜脱落

的年龄多在13~14岁，但也可能早至11岁或迟至16岁。如16岁时月经尚未来潮应当引起重视，需及时就医。

月经周期多久算正常？

　　月经周期是指两次月经第1天的间隔时间，一般为21~35天，平均为28天。每次月经持续时间称经期，一般为2~8天，平均为4~6天。引起月经周期变化的原因有很多，比如精神、情绪、天气、饮食、体重、药物及身体其他疾病的影响。当上述因素的变化影响了月经周期，这种情况一般是暂时的，当影响因素去除后，月经通常就可以恢复其规律性，不必太紧张。对于爱美的女性朋友需注意，通过节食或药物减肥方式在短时间内暴瘦，可能引起内分泌紊乱、月经紊乱甚至长时间不来月经，严重者可引起不孕。建议女性朋友科学减肥，循序渐进。

月经量多少算正常？

月经量为 1 次月经的总失血量，正常月经量为 20~60 mL，超过 80 mL 为月经过多，实际生活中很难测量。月经量多而引起贫血或者影响女性的身体健康、社交、情绪、日常生活质量，即为月经过多，需及时治疗。当女性自我感觉月经量较以往明显减少，表现为点滴出血、时间缩短，通常 1 次月经总量不能浸透一张日用型卫生巾，即为月经过少，是否需要治疗取决于对健康和生育的影响的大小。

正常月经血是什么样子？

月经血是女性子宫内膜剥脱形成的，内含宫颈黏液和阴道脱落的上皮细胞。正常月经血呈暗红色，它能够从宫腔内顺利排出，是因为月经血中含有抗凝物质，所以正常情况下月经血是不凝的。如果月经量多，经血会很快地从宫腔内流出，那么经血的颜色就会比较鲜艳，而且抗凝物质的作用也来不及发挥，就可能导致血块的形成。然而月经量少时，经血从宫腔内流出来的时间就会稍微久一些，经血的颜色就会偏深或偏黑。

月经期需注意什么？

月经期一般无特殊症状，但有些女性可出现下腹及腰骶部下坠不适或子宫收缩痛，并可出现腹泻等胃肠功能紊乱症状，少数患者可有头痛及轻度神经系统不稳定症状。月经期要注意休息，避免做剧烈运动。定时用清水清洗外阴，保持外阴清洁，及时更换卫生巾。月经期禁止盆浴。注意饮食清淡，多吃高蛋白质食物，避免吃辛辣、冰冷、刺激性食物。避免在月经期发生性行为、拔牙、行胃肠镜检查和各种手术治疗。

吴慧

"卵巢保养"可信吗?

黄女士最近在一家高档美容机构办了张会员卡,在工作人员的热心推荐下花费不少资金购买了"卵巢保养"的项目,据说"卵巢保养"可以延缓衰老,提高性欲,消除黄褐斑。"卵巢保养"真有那么神奇的疗效吗?

当下,美容院的"卵巢保养"就是用一种从植物内提炼出来的精油涂抹在女性小腹上进行按摩,有的还会配合使用一些刺激穴位的药膏贴在肚脐上。据说,这样的精油能够渗透表面皮肤到达卵巢,刺激卵巢分泌所需的激素,延缓衰老。

"卵巢保养"真有那么神奇的疗效吗?

事实证明这种说法是不科学的。卵巢作为女性的内生殖器,位于盆腔深处,生育期女性卵巢大小约 4 cm×3 cm×1 cm。正常腹部触诊无法触及卵巢,即便行妇科检查时也是偶可触及。所以正常情况的腹部按摩根本无法触及卵巢,除非有卵巢肿瘤,而如果存在卵巢肿瘤,可能因为按摩引起卵巢肿瘤破裂和(或)蒂扭转,导致严重腹痛须急诊手术,而精油更不可能渗透到卵巢组织内。

卵巢需要保养吗?

卵巢其实不需要保养,但是需要保护。卵巢保护的作用是避免卵巢功能的突然衰退和预防卵巢肿瘤的发生。

如何保护卵巢?

(1)合理膳食:保证优质蛋白摄入的同时,多吃新鲜的蔬菜和水果,及时补充钙、铁等矿物质,避免油炸、高盐食物的摄入。

(2)适当的运动:保持每天不少于 30 分钟的中等强度的身体活

动，有助于血氧循环，提高身体免疫力，刺激女性激素分泌。避免在月经期进行剧烈运动。

（3）充足的睡眠：保证充足的睡眠，不熬夜，养成规律的作息习惯有助于身体的恢复、维持机体的免疫和内分泌功能处于良好状态。

（4）保持心情愉悦：避免过度情绪化，尽量保持情绪稳定，心情舒畅，缓解压力。

（5）戒烟：吸烟的女性，尤其是长期吸烟，会损害卵巢功能，让卵巢功能提前衰退。

（6）对于产后的女性，延长母乳喂养的时间也可以起到保护卵巢的作用。

总之，健康的生活方式才是保护卵巢的最好方法。此外，建议女性朋友不要随意使用保健品，因为有的保健品中含有激素，盲目地使用可能增加患卵巢癌的风险。如发现问题，请及时就医。

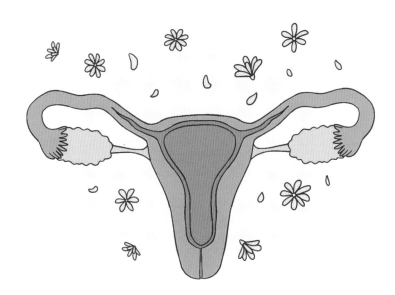

吴慧

生命的起源——受精卵的形成

宝妈们经常会被小朋友问到"我是怎么来到这个世界的？"有的宝妈告诉他们说是转世投胎来的，有的说是送子观音送来的。当然这些都不是真实的，真正的故事要从受精卵的形成开始说起。

首先，精子要从男性体内射入女性的阴道内。正常男性一次射精量为 1.5~6.0 mL，精子密度高达（15~250）×10^6/mL（如果密度 < 15×10^6/mL，则为少精子症，密度 > 250×10^6/mL，定义为多精子症），正常生育男性的运动活跃型精子 ≥ 32%，正常男性的精子存活率应 ≥ 58%，正常形态的精子应 > 50%。为什么需要这么多精子，是因为精子和卵子的结合是个非常复杂的过程。

其次，精子想要进入子宫内也是需要时机和奋斗的。因为在一个月的大多数时间内，精子受到宫颈黏液的阻挡是无法进入子宫内的，也难以在体内存活。只有在某个特定的时间段，通道才会打开。即便如此，精子想要遇到卵子，必须保持比较强的活力，凡是畸形、懒惰的精子在此过程中被淘汰，且路程遥远，只有少量活力四射的精子能够顺利通过宫颈。因精子是外来物，精子通过宫颈后会激发女性体内免疫系统，最终能够顺利通过子宫到达输卵管进行潜伏的精子屈指可数。

然后，精子就等着和卵子相遇了。卵子从女性卵巢排出后会进入输卵管，一旦感受到卵子的召唤，潜伏在输卵管内的精子就会被迅速激活，一起展开冲刺奔向卵子。所有的精子都经历了长途跋涉，但大多数情况下，最后的赢家只有一个。当最先冲破卵子表面层层障碍的精子与卵子结合后，会迅速发生化学反应，在卵子表面形成一堵坚固的城墙阻挡其他精子的进入。精子和卵子的结合就形成了受精卵。

最后，受精卵一边分裂发育一边向宫腔方向移动，最终在子宫内找到合适的土壤，开始种植，继续发育，茁壮成长。

吴慧

子宫——生命的摇篮

　　子宫是女性最重要的器官之一。你了解它吗？它的构造是什么样的，它有什么作用，哪些情况下它会受伤？如何保护它？下面让我们一起来了解一下这个孕育生命的摇篮——子宫。

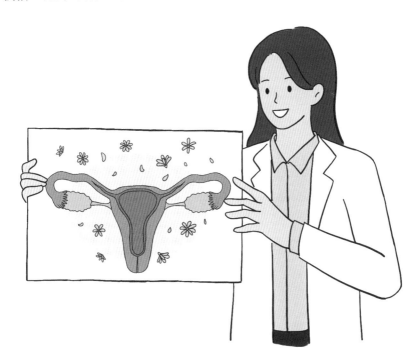

子宫的构造是什么样的?

　　子宫位于骨盆腔中央，膀胱与直肠之间，它占据"C 位"，彰显了举足轻重的地位。它的形状呈倒置的梨形，重 50~70 g，长 7~8 cm，宽 4~5 cm，厚 2~3 cm，容量约 5 mL。子宫分为子宫底、子宫体、子宫颈三部分，子宫体较宽，其顶部称为子宫底。子宫底两侧与输卵管相通的部位称为子宫角，是它的"左膀右臂"。子宫平常体积小，但它的可塑性很强，妊娠后子宫会逐渐增大变软，至妊娠足月时子宫体积可达 35 cm×25 cm×22 cm，容量约 5000 mL，是非妊娠期的 500~1000 倍。

子宫有什么作用？

子宫是孕育胚胎、胎儿的重要场所，是生命的起源地，同时也是产生月经的场所，是女性的象征。

哪些情况下子宫会受伤？

1. 人工流产：随处可见的小广告，"轻轻松松一分钟""无痛人流""无伤害"，这些都是骗人的。反复多次的人工流产会引起子宫内膜变薄，形成粘连，而导致不孕，严重影响女性的生育力。

2. 不洁的性生活，性生活开始年龄 <16 岁，有多个性伴侣、过早的生产，HPV 病毒感染，这些都是罹患宫颈癌的高危行为。

3. 肥胖、糖尿病、高血压是子宫内膜癌的高危因素。

4. 滥用雌孕激素类药物。

如何保护子宫？

1. 做好计划生育，合理地采取避孕措施，减少不必要的人工流产。

2. 不要过早开始性生活，月经期不同房，不滥交。定期妇科检查及防癌筛查，以便及早发现、及时就医。

3. 适当运动、合理膳食、控制体重，维持内分泌正常，这些都是保护子宫的重要措施。

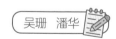
吴珊 潘华

"国际妇产科联盟"之高龄孕产妇

"国际妇产科联盟"

2019年"国际妇产科联盟"下发通告，凡分娩年龄 ≥ 35岁的妊娠定义为高龄妊娠，此时期的孕产妇称为高龄孕产妇。为加强对我国高龄孕产妇的管理，分娩年龄 ≥ 35岁的孕妇都可加入"国际妇产科联盟"。入盟者须齐心协力共同抵抗妊娠路上的高风险，一起乘风破浪、披荆斩棘。

"国际妇产科联盟"的四大部

"备孕咨询"部：建议高龄孕妇携夫前往医院进行咨询，家族中如出现"四肢不全、智力障碍、精神癫疯"者对医生一定要知无不言、言无不尽。了解夫妇双方的健康情况，高龄孕妇妊娠前有无高血压、糖尿病、肾病等慢性疾病，有无特殊药物服用史，有无流产、死胎、死产，有无手术史等情况，评估身体健康状况是否适宜妊娠。补充叶酸0.4~0.8mg/d，戒烟戒酒，提倡健康生活方式。合理饮食，控制体重。

"妊娠管理"部：高龄孕妇整个妊娠期切忌"闭关不出"，建议整个妊娠期门诊产检7~11次，有高危因素者酌情增加次数。妊娠早期建立保健手册，确定妊娠时间。计算胎儿"出关之日"，预产期为末次月经来潮初日，月份加9或减3，天数加7。末次月经不详者根据同房日期、早孕反应、B超计算胎儿"出关之日"。妊娠早期一定要远离毒物、宠物，切不可自行补充各种"秘制大补丸"，以免对胎儿造成不良影响。妊娠早期继续补充叶酸，妊娠中期补充钙、铁、锌等物质，可保胎儿"骨骼强健""聪明伶俐"。重视阴道流血、腹痛等早期症状，妊娠期完善相关检查，比如血尿常规、肝肾功能、心肌酶、血型、优生筛查、地中海贫血、超声检查胎儿颈后透明层厚度（NT）等。妊娠中晚期行四维超声筛查胎儿结构畸形。高龄孕妇年龄越大，胎儿"肢体不全""智力障碍"的发病风险越高，建议前往遗传专家门诊进行咨询，必要时产前诊断了解胎儿有无染色体异常。数胎动，监测血压、血糖，若出现头痛、头晕、腹痛、恶心呕吐等异常症状立即就诊。

"分娩准备"部：高龄孕妇妊娠足月后准备好待产包，若出现见红、阴道流液、腹痛等症状及时就诊。专科医生评估阴道分娩条件。剖宫产不是胎儿"分娩"的常规方法，养足精神、树立阴道分娩信心，临产后少量多次进食半流质食物，如面条、粥等。分娩路上，疼痛难忍，推荐镇痛分娩以解忧愁。

"产后恢复"部：提倡母乳喂养，保持良好心态，准爸爸们悉心照料避免产妇产后抑郁，房间经常通风，保持清洁卫生，防止产褥感染，保持大便通畅，多活动、打打太极拳、多饮水预防静脉血栓，产后42天注意复诊，特别是有妊娠高血压、妊娠糖尿病等产妇一定要到产科门诊复诊，可行凯格尔运动锻炼盆底肌，以及盆底康复治疗，避免尿失禁、子宫脱垂等疾病发生。

潘华

成为优秀的准爸爸

很多人认为，怀孕生子是女性的责任。如果有了优秀的准爸爸的加入，准妈妈妊娠期之旅会更加轻松愉快。下面我们一起探讨如何做好一个准爸爸。

备孕期间准爸爸需要做准备吗？

宝宝一半的遗传物质来源于爸爸，精子的形成需要约 3 个月的时间，因此妊娠前 3 个月准爸爸们需要调整作息时间，不熬夜，戒烟戒酒，合理饮食，加强身体锻炼，为获得优质的精子做准备。

备孕期间准爸爸需要做检查吗？

很多孕妈妈或准爸爸都认为怀孕了就跟准爸爸没有太大关系了，准爸爸们只要做好后勤工作就可以了，其实不然。因为宝宝出生后的相关疾病，尤其是遗传性疾病更需要了解其父母的健康情况。比如孕妈妈存在地中海贫血时，同样也需要知道准爸爸是否存在与孕妈妈相同类型的地中海贫血。因为地中海贫血属于常染色体隐性遗传疾病，它可能遗传给下一代；另外孕妈妈是 O 型血或 Rh 阴性血型时，准爸爸需要抽血查血型，如果准爸爸非 O 型血或 Rh 阳性血型，则新生儿的血型跟妈妈不一样，可能有新生儿溶血风险；还有就是自然受孕失败需要做试管婴儿的孕妈妈，除上述检查外，准爸爸的检查可能就更多了，如精液检查、染色体检查等。

如何做好一个准爸爸？

（1）上得厅堂下得厨房：准爸爸既能赚钱养家，又能做得好饭菜。孕妈妈早期妊娠多数孕吐反应重，吃啥吐啥；晚期妊娠因肚子增大顶着孕妈妈的胃，吃啥胃都胀，准爸爸若能做得几个拿手的菜，定能让孕妈妈食欲大开。

（2）幽默笑话信手拈来：怀孕后由于激素水平的改变，孕妈妈会变得敏感、易怒，准爸爸要耐心、细心，讲笑话宽慰孕妈妈。

（3）冲得了奶粉、换得了尿片、哄得了娃：宝宝出生前准爸爸需要提前学好知识。比如，如何消毒奶瓶、冲奶粉；如何换尿片、呵护宝宝小屁屁；晚上宝宝哭闹如何安抚宝宝；等等。

孕育新生命，开启新征程，爸爸们准备好了吗？

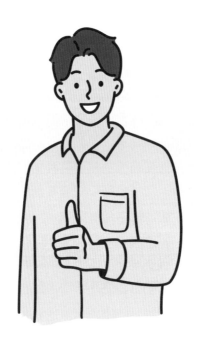

潘华

第二章

妊娠篇

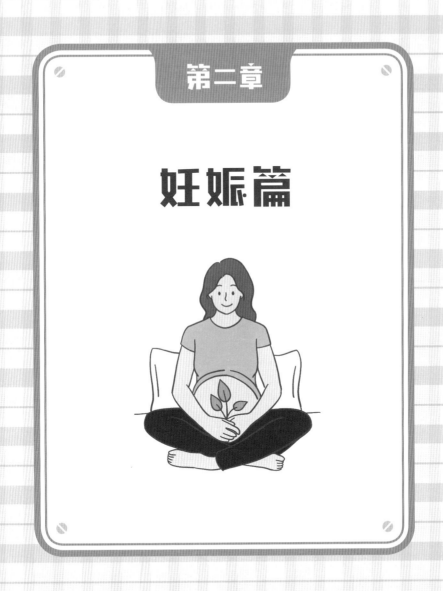

吃药后发现怀孕了,这胎儿是"留"还是"流"?

很多孕妈妈吃药后才发现自己怀孕了,当看到药品说明书上写着孕妇禁用或慎用时非常担心药物会对胎儿有影响,内心十分纠结这孩子是"留"还是"流"?

这个时候我们需要弄清楚两个问题。

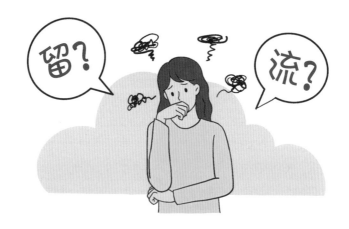

胚胎发育处于哪个阶段? 是否是胚胎致畸敏感期?

卵子受精后,胚胎及胎儿的发育分为三个阶段:胚胎早期、胚胎期及胎儿期。

胚胎早期为末次月经后 28 天内,即受精后 2 周。此期为胚胎致畸不敏感期。这个阶段药物对胚胎的影响是"全"或"无",要么对胚胎有影响直接导致胚胎死亡,孕妇流产(全);要么没有影响(无)。早期胚胎分裂只是单纯的细胞数量增加,只有 4~8 个细胞进行分裂,如果受到药物影响,可能损害 1~2 个细胞,但细胞会重新修复,继续复制,影响为无;反之胚胎死亡,发生流产(全)。

胚胎期为末次月经后 29~70 天内,即受精后 3~8 周。此期为胚胎致畸敏感期。这个时期属于胎儿器官分化关键时期,胚胎细胞发育成各器官原基，胚胎对药物最敏感，容易发生严重畸形。

胎儿期为末次月经 70 天以后，即受精后 9 周至足月。此期为胚胎致畸低敏感期。是胎儿各器官已形成，是胎儿生长发育最快的时期，药物致畸作用明显减弱。但对于尚未分化完全的器官和整个妊娠期持续分化发育的神经系统可能有影响。

药物的安全性，是否对胚胎致畸？

美国食品和药品管理局（Food and Drug Administration，FDA）根据药物对胎儿的致畸情况，将药物对胎儿的危害性等级分为 A、B、C、D、X 5 个级别。A 级、B 级药物对胎儿没有危害，主要是维生素类、青霉素类、头孢类、胰岛素等。C 级药物可能对胎儿有影响，需权衡利弊后再使用，属于孕妇慎用范畴。D 级药物为有足够证据证实对胎儿有害，只有在危及孕妇生命或患严重疾病而使用其他药物无效的情况下才考虑使用。X 级药物有足够证据证实导致胎儿畸形，在妊娠期间或可能妊娠的孕妇禁止使用。

因此孕妈妈们在考虑孩子是"留"还是"流"时，只需分析一下妊娠时间及药物是否致畸两方面。当说明书上写的慎用或禁用药物，在胚胎不敏感期，药物对胚胎如果有影响直接就会流产，如果没有影响胚胎自然就会存活下来，这个阶段的孕妈妈要做的就是如果出现流产征象不强行保胎，顺其自然就可以了。在胚胎敏感期使用了禁用药物一般建议流产。孕妈妈在妊娠期应尽量减少药物应用，用药时需有明确用药指征。对于计划妊娠的女性，用药也要慎重。

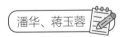

潘华、蒋玉蓉

"瑟瑟发抖"：拍了胸片，胎儿还能要吗？

张女士怀孕了，本是喜事，可她却十分焦虑，原因是她刚拍摄了 X 线胸片，内心"瑟瑟发抖"，这胎儿到底能不能要？

还有很多女性备孕或妊娠期间因为疾病不得不接受 X 线或 CT、磁共振成像等检查，有意无意地暴露在各种"辐射"之下，对于"辐射"根深蒂固的恐惧常常使孕妈妈对胎儿的安全产生担忧。

那么，真相到底是什么呢？

X 线检查与 CT

X 线检查与 CT 的原理基本相同，存在电离辐射，对胎儿存在致死及致畸性，但其对胎儿影响的大小主要与检查时的胎龄及放射线剂量相关。研究发现，受精后 2 周内接触 X 线放射剂量为 5~10 mSV（毫西弗），可以导致胚胎死亡；在 2~8 周接触剂量为 200 mSV 时，可以导致先天畸形；在 8~15 周这一中枢神经系统快速发育期，可以导致小头畸形、癫痫发作、智商下降等；若 16~25 周接触剂量超过 250 mSV，则导致严重神经发育迟滞。

孕妈妈们在妊娠期进行了单次胸部、肢体 X 线检查及头颅 CT 检查，接受的辐射剂量是多少呢？

答案是远远低于研究已经证实引起胎儿不良预后的放射线剂量（50 mSV）。所以我们的孕妈妈们大可不必因为妊娠期进行了单次这样的放射检查就选择放弃胎儿。

磁共振成像

磁共振成像检查和 X 线、CT 检查原理不同，无电离辐射，而且在目前的人体及动物实验中都没有依据证明妊娠期进行磁共振成像检查会对胎儿产生畸形的影响，所以在妊娠期做磁共振成像检查都是安全的。

但是一些造影剂对胎儿是否产生致畸或致突变作用尚不明确，或者有些造影剂多次大剂量地应用可能会对胎儿造成潜在的影响，所以妊娠期尽量避免需要使用造影剂的磁共振增强检查。

总之，在妊娠期接触的放射检查，单次剂量都非常低，对胎儿并不会带来致畸的危险，因而不需要盲目终止妊娠；一定要听取专科医生的意见，权衡利弊综合考虑。

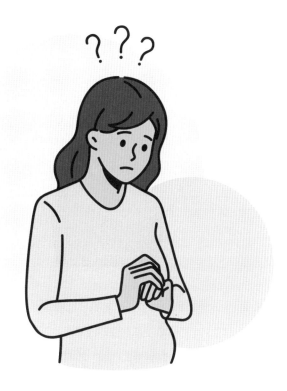

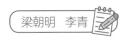

梁朝明　李青

怀孕后，我还是我吗?

人们常说"一孕傻三年"，很多孕妈妈表示已经变得不认识自己了。

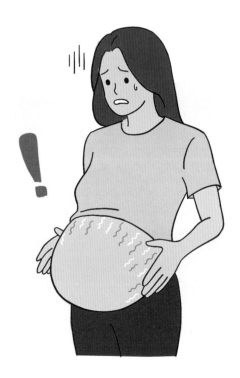

怀孕是女性需要直面的"人生大事"，在胎盘分泌的激素和神经内分泌系统的影响下，各个器官系统均会发生巨大的变化。

怀孕后孕妈妈卵巢停止排卵，"大姨妈"暂时告别了你。

妊娠早期吐吐吐，翻江倒海把胆汁都吐出来。

妊娠晚期体重剧增，"水桶腰"代替了"小蛮腰"，"大长腿"不见了，变成了水肿的"大象腿"。

孕妈妈的血容量会增加 40%~45%，有心、肺、肝、肾等疾病的孕妈妈要警惕病情加重。

孕妈妈的凝血系统处于高凝状态，可减少产时、产后出血的风险，但也增加了孕妈妈发生静脉血栓的风险。

由于子宫的增大，胸腔受到一定的压迫，同时受怀孕后雌激素增加的影响，呼吸道黏膜增厚、充血、水肿，孕妈妈容易合并上呼吸道疾病。

怀孕后受促黑素细胞激素、雌激素、孕激素的影响，黑色素增加，娇俏的面庞不见了，脸上布满了黄褐斑，肚皮上布满了紫色或淡红色的妊娠纹，惨不忍睹。

由于胎儿生长和发育的需要，孕妈妈缺乏钙、铁、锌等微量元素，易出现小腿抽搐、腰背疼、贫血、乏力。

因为增大的子宫压迫胎头，且怀孕后孕妈妈活动量减少，胃肠道蠕动慢，孕妈妈时常出现尿频尿急、便秘等情况。

女性怀孕后会出现许多生理性的变化，对每位孕妈妈、准爸爸都是一个全新的挑战。对于孕妈妈来说，妊娠期一定要多喝水，多活动，以减少静脉血栓形成风险；妊娠期定期补充微量元素，可以降低缺铁性贫血、下肢抽搐的发生风险；尽量避免去人多拥挤的地方，减少呼吸道疾病的传播风险。女性在这个时候最需要来自家庭的呵护和专业的医疗团队的管理。科学理智对待怀孕，孕妈妈一定能顺利度过这个"让人欢喜让人累"的阶段，通过产前产后规范管理，合理饮食起居，适当进行产后康复锻炼，恢复"辣妈"身材根本不是一件难事！

蒋玉蓉

妊娠期可以化妆吗?

爱美之心人皆有之,即使怀孕了也阻止不了孕妈妈们对美的追求,那么妊娠期可以化妆吗?

妊娠期可以适当化妆。在妊娠期适当化妆一般不会对胎儿和孕妈妈本人造成危害,反而可让孕妈妈心情愉悦。不过化妆应注意以下几点:

1. 妊娠期前 3 个月尽量避免化妆。

2. 化淡妆,选用安全可靠的化妆品。劣质化妆品中含有重金属离子或者激素类物质,它们可能会通过血液循环或者胎盘传递给胎儿,妊娠期如果化浓妆,特别是使用劣质化妆品,可能会增加胎儿畸形的风险。

3. 避免使用具有美白功能或者去皱功能的化妆产品,此类功能性产品可能含有铅、银、汞等对胎儿有害的重金属物质。

4. 避免使用口红、指甲油、含酒精和麝香的香水;避免烫发、染发、焗油等。

5. 可以使用物理性防晒方法,推荐通过打伞、戴帽子和太阳镜的方式来进行防晒。

总之,孕妈妈可以在必要的场合化一些淡妆,但平时最好不要使用化妆品以免对胎儿产生影响。此外,孕妈妈的皮肤保养应着重于防晒和保湿,有助于预防妊娠期色斑和色素沉着等。

李慧

妊娠期需要穿防辐射服吗?

随着科技的发展，现代女性的工作和生活都少不了与电脑、手机等电子产品相伴，部分女性也因此担心辐射会对宝宝造成影响，那么怀孕后是否需要购买一件防辐射服呢?

大可不必! 市面上的防辐射服五花八门，价格少则上百，多则上千，谨慎购买。

辐射实际上分为两类，一类是非电离辐射，比如手机、电脑、冰箱、电视机等产生的福射；另一类是电离辐射，比如做 X 线、CT 检查等产生的辐射。

非电离辐射的辐射是短波辐射，且辐射剂量非常低，目前没有足够的医学证据表明这些辐射会对胎儿产生危害；而如果穿上防辐射服，可能会有不舒适的感觉，还有可能屏蔽掉有益的紫外线，因此正常生活中孕妇不需要穿防辐射服。

部分特殊职业人群需要长期接触电离辐射，这类高风险职业人群的防辐射服通常含有铅，并且比较重，目前药店、商店、超市购买的防辐射服都不能防止电离福射对胎儿的影响。

如果想避免辐射伤害胎儿，尽量远离电离辐射。

李慧

孕妇多久做一次产检?

孕妇产检包括妊娠期的健康保健和产前检查，那什么时候做产检? 孕妇产检可以分为妊娠早期、妊娠中期、妊娠晚期三个阶段进行。

妊娠早期

首次产检应在妊娠早期（妊娠 6~8 周），向医生详细介绍既往病史、月经史、婚育史，测量血压、体重，行 B 超检查排除异位妊娠，完善血尿常规、空腹血糖、血型、肝肾功能、艾滋病、梅毒、乙肝、甲状腺功能、优生筛查、地中海贫血筛查等检查，在妊娠 11 ~ 13^{+6} 周完成胎儿颈后透明层厚度（NT) 超声检查。

妊娠中期

妊娠 15~20^{+6} 周进行中期唐氏筛查，若唐氏筛查异常，遵医嘱行无创 DNA 或产前诊断排查胎儿染色体疾病。

在妊娠 20 ~ 24 周行胎儿系统超声排查胎儿畸形，妊娠 24~28 周，需要行妊娠糖尿病筛查及其他产科检查。

妊娠晚期

妊娠 28 周后孕妇应根据医生建议进行产检，每次产检均需测量血压、体重。妊娠 28 周后每 2 周检查一次，妊娠 30~32 周再次行胎儿系统超声检查，妊娠 32~34 周后建议定期行胎心监护检查，妊娠 36 周后每周进行一次产检，妊娠 37 周时应进行一次全面检查，包含血常规、肝肾功能、凝血功能、艾滋病、梅毒、乙肝、心电图、胎儿超声检查等，与医生就住院时间和分娩方式进行充分沟通。

有妊娠期合并症和并发症的高危孕妇如妊娠期高血压疾病、妊娠期高血糖、妊娠肝内胆汁淤积症、妊娠合并风湿免疫性疾病、前置胎盘等，建议遵医嘱进行产检，合理安排住院时间。

孕妇哪些情况需要就医？

1. 孕妇若出现异常阴道流血、阴道流水、腹痛、胎动异常增多或明显减少、头痛、血压升高、视物模糊等不适症状需及时就医。

2. 足月孕妇出现规律腹痛（间隔 5~6 分钟，持续 30 秒或以上）、阴道流水等临产先兆时，应及时前往医院。阴道见红通常发生在临产前 24~48 小时，通常量很少，如果流血量多，特别是流血量大于平时月经量时，应尽快就近就医。

3. 孕妇出现阴道流水时，应避免站立，以免发生脐带脱垂，建议采取左侧卧位（最佳）或半坐卧位（防止发生仰卧位低血压综合征），尽快就医。

蒋玉蓉

妊娠期常见症状及其处理

各位孕妈妈怀孕后，随着孕周的增加，身体会发生一系列的变化，甚至一些我们始料未及的情况，引起孕妈妈出现不适症状，也是孕妈妈焦虑和恐惧的原因。孕妈妈赶紧来了解一下妊娠期常见不适应症状，以便于正确应对。

消化系统症状

绝大多数孕妈妈在妊娠早期（6周左右）会出现恶心、呕吐、反酸、食欲欠佳、嗜睡、心口灼热等症状，通常症状在妊娠12周左右可自然缓解。平时需注意少食多餐，清淡饮食，忌油腻食物，饭后避免弯腰和平躺，严重者可口服维生素 B_6 10~20 mg/ 次，每天3次。若呕吐频繁，不能进食，则诊断为妊娠剧吐，需遵医嘱进行相关的治疗和处理。

贫血

随着胎儿的长大，孕妈妈于妊娠后半期对铁的需求量增多，可适量增加含铁丰富的食物（如猪肝、瘦肉、鸭血、蛋黄、豆制品）等摄入。大多数情况孕妈妈仅靠饮食补充明显不足，应适时补充铁剂，如诊断明确的缺铁性贫血孕妇，应遵医嘱补充铁元素。注意服铁制剂期间，禁浓茶、咖啡，以免干扰铁的吸收，多吃富含维生素 C 的水果蔬菜，亦可搭配维生素 C 口服，以促进铁的吸收。

腰背痛

妊娠期间孕妈妈由于关节韧带松弛，增大的子宫向前突使躯体重心后移，腰椎向前突使背伸肌处于持续紧张状态，常出现轻微腰背痛。孕妈妈在休息时，腰背部可垫枕头缓解不适或疼痛，必要时卧床休息，局部进行热敷或药物治疗，日常活动时可用托腹带将腹部上提，维持身体平衡。若腰背痛明显者，应及时查找原因，按病因治疗。

下肢及外阴静脉曲张

因妊娠期增大子宫的压迫，下腔静脉回流受阻，部分孕妈妈出现下肢和会阴部静脉曲张。妊娠后期应尽量避免长时间站立，可穿有压力梯度的弹力袜，晚间睡觉时应适当垫高下肢以利于静脉回流。分娩时应注意防止外阴部曲张的静脉破裂。

下肢肌肉痉挛

多见于妊娠中、后期，夜间多发，多数是孕妈妈缺钙的表现。孕妈妈应遵医嘱适当补充钙剂 600~1 500 mg/d。饮食上增加鱼、肉、蛋、奶的摄入，日常多做伸展腿部肌肉动作，多到室外晒太阳，促进钙的吸收利用。当痉挛发生时，可立即将小腿伸直，足尖往后勾，并向足背伸靠，以缓解症状。

下肢水肿

孕妈妈在妊娠后期常有踝部及小腿下半部轻度水肿，经休息后消退，属正常现象。睡觉时取左侧卧位，下肢稍垫高。若下肢水肿明显，经休息后不消退，可能为妊娠期高血压疾病、合并肾脏疾病或其他疾病，须及时就诊，查明病因后，及早给予治疗。

痔疮

在妊娠晚期多见痔疮或原有症状明显加重，原因是增大的子宫压迫和腹压增高，使痔静脉回流受阻和压力增高导致痔静脉曲张。这种情况可在妊娠期间首次出现，也可使已有的痔疮复发和加重。应多吃蔬菜和水果，避免辛辣刺激性食物，必要时服缓泻剂软化大便，纠正便秘。如超过 3 天未排便、大便带血，应及时就医。当然，孕妈妈也不用过于担心，绝大多数在分娩后，症状会减轻或消失。

便秘

妊娠期间肠蠕动及肠张力减弱，肠内容物排空时间延长，水分被肠壁吸收，加之孕妈妈活动量减少，容易发生便秘。应养成每天按时排便的良好习惯，清晨饮白开水，并多吃纤维素含量高的新鲜蔬菜和水果（香蕉、芹菜、火龙果），必要时口服缓泻剂软化大便，但禁用硫酸镁口服导泻，也不应灌肠，以免引起流产或早产。

仰卧位低血压

在妊娠后期，孕妈妈若较长时间取仰卧姿势，由于增大的妊娠子宫压迫下腔静脉，使回心血量及心排血量减少，出现低血压，同时还可能导致胎儿异常或胎盘早剥等并发症。此时若改为侧卧姿势，使下腔静脉血流通畅，血压迅速恢复正常。建议孕妈妈妊娠晚期采取侧卧位休息。

尿频及漏尿

妊娠期由于盆腔充血、子宫压迫膀胱和盆底肌肉松弛等原因，可导致尿频或漏尿的现象。晚餐后尽量少喝水，以减少夜间排尿。注意及时排尿，不要憋尿。勤洗澡，勤换内裤，预防尿路感染。

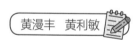
黄漫丰　黄利敏

健康妊娠从饮食开始

　　女性在妊娠期间，每天所吃的食物除了需要维持自身的机体代谢外，还要供给体内胎儿生长发育。在一些经济水平发达的城市居民中，女性怀孕后各种营养品、鸡鸭鱼肉不断，吃得白白胖胖的。也有少数女性为了保持完美身材，或者惧怕胎儿过大，造成分娩时痛苦，就不敢多吃，甚至不敢吃饱。营养过剩及营养不良都会影响胎儿的生长发育，妊娠期营养过剩容易出现肥胖、糖尿病、高血压、巨大儿、难产等，而营养不良与流产、早产、死胎、畸形、低出生体重等相关。那么，孕妈妈要怎么吃才健康，才能孕育健康聪明宝宝呢？

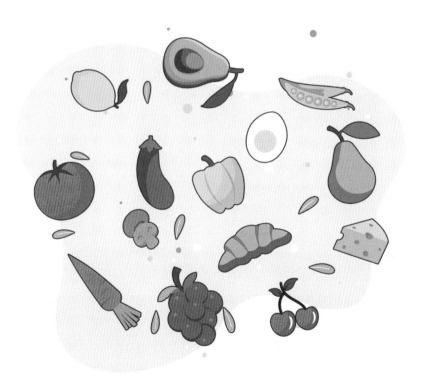

妊娠期是生命早期 1000 天的起始阶段，营养作为最重要的因素，对母儿的近远期健康影响重大。

什么才是健康饮食？

1. 每天摄入 200~250 g 主食　主食是我国居民的主要热能来源，建议粗细搭配，营养均衡，妊娠期不宜吃得过于精细，食物尽量多样化，多吃粗粮可以降低流产及早产的发生率，比如玉米、红薯、荞麦、燕麦等。对于早孕反应严重的孕妈妈，每天必须保证摄入 130 g 碳水化合物。

2. 多吃瘦肉、鱼、蛋、豆腐及豆制品　妊娠中晚期需要充足的蛋白质来满足母体、胎盘和胎儿生长的需要，蛋白质摄入不足会影响胎儿发育，还会降低孕妈妈的免疫力。妊娠中期鱼、禽、蛋、肉摄入量为 150~200 g/d，妊娠晚期鱼、禽、蛋、肉摄入量为 200~250 g/d，且每周最好食用深海鱼类 2~3 次。

3. 每天食用 200~400 g 水果和 300~500 g 蔬菜　蔬菜及水果中含有丰富的维生素，可以有效预防疾病和促进机体的新陈代谢，并且还能缓解便秘，改善肠道功能。

4. 每天补充奶制品至少 500 g。

5. 补充微量元素。

（1）维生素 D 和钙：充足的钙是保证孕妈妈骨骼健康和胎儿骨骼发育的基础，妊娠期钙摄入不足就会造成母体骨质疏松、胎儿骨骼发育障碍。参考《中国居民膳食营养素参考摄入量（2013 版）》，孕妈妈在妊娠早期钙的需求量是 800 mg/d，妊娠中晚期为 1000 mg/d。当然，孕妈妈可以从食物中获取钙，比如奶制品、豆类及豆制品、甘蓝、菠菜等均是日常生活中含钙量比较丰富的食物。另外，由于单纯靠饮食很难达到妊娠期对钙的需求量，应遵医嘱合理补充钙剂，并且在补钙的同时还需要补充维生素 D，帮助钙质吸收。

（2）铁：铁是人体骨骼造血的主要原料，身体铁元素的缺乏对孕妈妈而言，可引起免疫力下降、贫血等；对于胎儿而言，会导致前期发育缓慢、慢性缺氧等，严重时还会引发早产及围产期死亡。建议妊娠中、晚期每天摄入铁元素 30 mg 预防缺铁性贫血。对于明确诊断缺铁性贫血的孕妇建议每天补充铁元素 100~200 mg，非贫血的孕妇如果血清铁蛋白 < 30 μg/L，建议每天摄入铁元素 60 mg，妊娠期动态复查血常规和铁蛋白。食物中瘦肉、血和动物内脏中铁含量相对较多，孕妈妈可适当摄入此类食物，每周吃 1~2 次动物内脏或血液。

（3）锌：锌是人体必需的微量元素之一，其主要功能包括促进生长发育、合成多种蛋白质和酶、增强免疫功能、增强食欲等。当体内该元素缺乏时会导致出现妊娠糖尿病、妊娠呕吐及子宫收缩乏力等，也是胎儿畸形、生长缓慢，甚至流产和早产的原因。我国锌的每天推荐摄入量为 9.5 mg。孕妈妈可适当进食红肉、贝壳类海产品和其他内脏、谷类、蛋类、坚果等食物，以补充锌。必要时遵医嘱补充。

（4）碘：碘是合成甲状腺素的主要原料，参与胎儿发育。孕妈妈妊娠期碘的补充不需要药物，仅靠饮食补充即可。饮食中除坚持选用加碘盐外，每周应摄入含碘丰富的海产品 1~2 次，如海带、紫菜等。

（5）喝水：每天饮用 1500~2000 mL 温水，促进血液循环和新陈代谢，有利于胎儿的生长发育。

（6）戒烟戒酒，少吃刺激性食物，如咖啡、浓茶等。

十月怀胎，一朝分娩，科学地安排好一日三餐，切不可饥一顿、饱一顿，而是随着胎儿生长发育情况，逐渐增加摄入。如果孕妈妈并发有糖尿病、高血压疾病或者其他异常情况时，建议进行营养咨询，医生会根据个体情况，提供合适的饮食方案。体内有充分的营养，才能身体健康，精力充沛，为优生打下坚实的基础，才能孕育出健康聪明的宝宝。

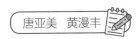

唐亚美　黄漫丰

妊娠期如何科学增重？

　　孕妇体重增长可以影响母儿的近远期健康，体重增长过多会增加巨大儿、难产、产伤、妊娠糖尿病等风险，体重增长不足与胎儿生长受限、早产儿、低出生体重等不良妊娠结局有关，那么，如何科学增重？孕妈妈一定要早知道！

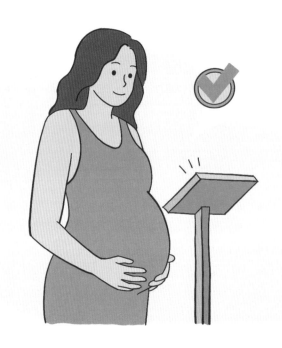

不同 BMI 的孕妈妈整个妊娠期体重增长控制标准不同

多数孕妈妈妊娠期间，最适宜的体重增长为 12.5~15.0 kg。一般以体重指数 BMI 作为指标，它的计算公式为：体重指数（BMI）= 体重（kg）/ 身高的平方（m^2）。

根据妊娠前 BMI 的不同，中国人群可分为 4 个等级。分别为低体重（BMI < 18.5）、正常（BMI 18.5~23.9）、超重（BMI 24.0~27.9）、肥胖（BMI ≥ 28）。不同 BMI 的孕妈妈整个妊娠期体重增长控制标准不同。

妊娠前低体重（BMI < 18.5）的孕妇，妊娠期体重可以增加 11.0~16.0 kg，妊娠中晚期每周体重增加 0.5 kg。妊娠前体重正常（BMI 18.5~23.9）的孕妈妈，妊娠期体重可增加 8.0~14.0 kg，妊娠中晚期每周体重增加 0.4 kg。妊娠前超重（BMI 24.0~27.9）的孕妈妈，妊娠期体重增长 7.0~11.0 kg 即可，妊娠中晚期每周体重增加 0.3 kg。而妊娠前肥胖（BMI ≥ 28）的孕妈妈，妊娠期体重增长 ≤ 9 kg，妊娠中晚期每周体重增加不超过 0.3 kg。无论哪个等级的 BMI，妊娠早期体重可增加 1~1.5 kg。

体重的测量应在每天清晨排空大小便后，空腹称体重并记录体重增长趋势。孕妈妈，您学会了吗？

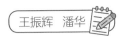
王振辉　潘华

生个"大胖宝宝"，到底好不好？

刘阿姨的儿媳妇怀孕了，刘阿姨总让儿媳多休息好好养胎，整个妊娠期大鱼大肉伺候着，就盼着儿媳给自己添个"大胖宝宝"。儿媳妇"不辱使命"，养得白白胖胖，整个妊娠期体重增长 35 kg。到医院去产检，医生告诉刘阿姨，孕妇患上了妊娠糖尿病，B 超发现宝宝体重有 4 400 g，必须住院做手术。这是为什么呢？原来孕妇体重增加过多，怀个"大胖宝宝"竟是个麻烦事！

刘阿姨很困惑，老一辈的人都羡慕别人家生个"大胖宝宝"，"大胖宝宝"咋就不好呢？医生告诉刘阿姨，孕妇生育的宝宝体重如果超过 4 000 g 就称之为"巨大儿"。为什么会出现巨大儿呢？孕妇过度肥胖、妊娠糖尿病、过期妊娠、父母身材高大、高龄产妇、既往曾经分娩过巨大儿都是发生巨大儿的高危因素。

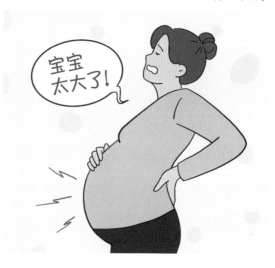

巨大儿有哪些危害呢？

对孕妇来说，可以导致阴道分娩困难，增加剖宫产的可能性，容易出现宫缩乏力、产程延长，易致产后出血，有的引起严重阴道裂伤、子宫破裂，胎头压迫产道时间长，产妇容易发生尿瘘或粪瘘。对胎儿来说，因为胎儿大，难以正常通过产道，常常需要医生手术助产，比如说用吸引器或产钳帮助宝宝出生，手术助产可能导致宝宝锁骨骨折、颅内出血、臂丛神经损伤等并发症，严重者可导致宝宝死亡。

如何预防巨大儿发生呢？

对于所有的孕妇，怀孕后要养成良好的饮食习惯，不要暴饮暴食，要少食多餐，不要吃太多甜食，妊娠期体重不要增加太多，要保持适当的运动，这样可以预防营养过剩而发生巨大儿。

巨大儿可以阴道分娩吗？

孕妇一旦发现自己体重增加过多，应及时前往医院检查，医生往往会通过测量孕妇宫高及腹围的大小初步判断宝宝大小，再结合胎儿超声检查测量胎儿的双顶径、头围、腹围、股骨长等指标，可以预估胎儿的体重。

对于有巨大儿分娩史或者妊娠期疑为巨大儿者，应由专科医生决定其分娩方式（阴道分娩或剖宫产）。如果孕妇为妊娠糖尿病，估计胎儿体重大于 4 000 g，建议最好选择剖宫产终止妊娠。如果孕妇无糖尿病，胎儿体重大于 4 000 g，产检未发现明显头盆不称等征象，可谨慎阴道试产，产时严密监测产程进展，做好手术助产的准备，必要时改剖宫产终止妊娠。宝宝出生后尽早且不少于 1 小时的母婴皮肤接触，早吸吮，早开奶，同时要监测宝宝血糖情况以免发生低血糖。

听完医生的解释，刘阿姨恍然大悟，她一直心心念念的生个"大胖宝宝"并不好。孕妇及宝宝的体重要合理控制，这样才能避免妊娠期并发症的发生，才能保障母子平安。

蒋玉蓉

宝宝偏小多吃就可以吗?

有些孕妈妈在超声检查时发现肚子里的宝宝偏小,认为只要多吃点,补充点营养就可以了,事实是如此吗?那可不一定。因为引起宝宝偏小的原因大多数不在于孕妈妈的营养缺乏。

哪些原因可以导致宝宝偏小呢?

1. 妈妈的因素　孕妈妈偏食或患有糖尿病、心脏病、肾炎、甲状腺功能亢进、自身免疫系统疾病、高血压等疾病,或有不良嗜好,如抽烟、喝酒、吸毒等。

2. 宝宝的因素　有染色体异常、先天性发育畸形、先天性感染(病毒、细菌、原虫等)。

3. 胎盘和脐带因素　胎盘和脐带是给宝宝输送营养及氧气的通道,通道出问题了,孕妈妈吃得再多也无济于事。比如说胎盘发育不良、帆状胎盘、轮廓胎盘、小胎盘、胎盘梗死、胎盘钙化、脐带细长、脐带扭转、脐带打结、脐带血栓、单脐幼脉等。

由此可见,宝宝偏小光靠多吃点并不管用。

有什么办法能预防宝宝偏小呢?

1. 均衡饮食,多吃鱼、低脂肉类、谷物、水果和蔬菜,补充钙剂、维生素 C、维生素 E。

2. 健康生活,戒烟戒酒,避免过度减肥。

3. 妊娠前疾病管理,如孕妈妈妊娠前有高血压、糖尿病、肾病等基础疾病时,应先适当治疗,待疾病治愈或缓解后,在医生的指导下再妊娠。

4. 对于既往有胎儿生长受限和妊娠期高血压疾病史的孕妇,建议孕 12~16 周口服低剂量阿司匹林,可以降低发病风险。

潘华

早孕反应吐吐吐，可能是大事！

电视剧里女主角出现恶心、呕吐等场景，大家第一反应就是她"有了"。这是因为妊娠后体内人绒毛膜促性腺激素水平升高导致的早孕反应，大多数女性在妊娠 3 个月后早孕反应逐渐减轻。

普通的孕吐仅仅是呕吐食物或者干呕，但妊娠剧吐是每一次几乎都将胃掏空，吐到一口不剩，甚至胃酸、胆汁、血都吐出来了，引起脱水、电解质紊乱、酮症，甚至酸中毒。有恶心呕吐的孕妈妈中，100 个里面大约会有 1 个发展为妊娠剧吐。

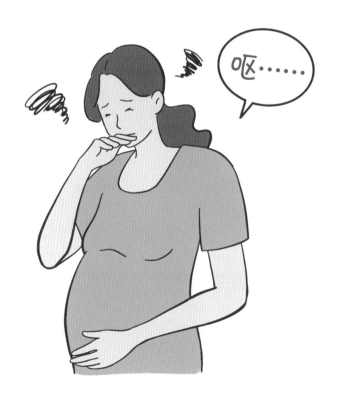

妊娠剧吐该如何治疗呢？

持续性呕吐不能进食，尿液检查中发现酮体或抽血检查发现电解质紊乱的孕妈妈需要住院治疗。住院后医生会为孕妈妈补充液体、能量、维生素 B_1、维生素 B_6、维生素 C 等，还要补充氯化钾，防止出现水电解质紊乱及酸碱失衡，一般建议连续输液至少 3 天，维持每天尿量大于 1000 mL。

同时还需要进行止吐治疗，常见的止吐药有维生素 B_6、甲氧氯普胺等。也有少部分患者经过住院治疗病情无缓解，仍然出现持续肝肾功能损害、体温持续在 38.0 ℃以上、心率 ≥ 120 次 /min、伴发韦尼克脑病（严重呕吐引起维生素 B_1 严重缺乏所致，主要特征是眼肌麻痹、视力障碍、步态和站立姿势受影响，个别孕妇出现昏迷），威胁到孕妈妈生命，此时需及时终止妊娠才能保障孕妈妈的安全。

妊娠剧吐该如何治疗呢？

1. 妊娠前 3 个月开始补充复合维生素，可有效降低妊娠期恶心呕吐的发生率和严重程度。

2. 妊娠早期饮食以清淡、高蛋白质食物为主，少食多餐，细嚼慢咽，避免辛辣和油腻食物，避免早晨空腹，避免胃饱胀，避免接触刺激性气味。

3. 妊娠期服用生姜类制剂（茶类、食物、饮品等）能较好缓解恶心症状。

蒋玉蓉

妊娠期该不该补钙?

因为妊娠期的钙营养不但要满足孕妈妈自己身体代谢的需要,还要供给胎儿生长发育的需要,所以孕妈妈容易出现缺钙的临床表现。

缺钙有什么表现?

很多孕妈妈半夜睡着的时候腿突然抽筋痛醒,还得摇醒身边人帮助自己缓解痉挛。

有的孕妈妈抽筋的频率甚至非常高,影响睡眠,脸色差,精神差。严重的还会出现牙齿松动、血压升高、盆骨关节疼痛、肌纤维撕裂等问题。这些都是孕妈妈妊娠期缺钙的不良反应。

孕妈妈与宝宝是紧密联系在一起的,孕妈妈如果缺钙,宝宝在子宫内就容易出现发育迟缓、骨骼发育不良、出生后容易患佝偻病等。

妊娠期如何补钙呢?

即便孕妈妈本身不缺钙,在妊娠期补充钙也是有益的。因为在人体内 99% 的钙都储存在牙齿、骨骼中,如果宝宝生长发育需要的钙不足,就会吸收孕妈妈骨骼中的钙,从而影响孕妈妈的健康。孕妈妈在妊娠早期钙的需要量是 800 mg/d,妊娠中期为 1 000 mg/d,妊娠晚期为 1 000 mg/d,哺乳期为 1 000 mg/d。孕妈妈钙的最高摄入量不超过 2 000 mg/d。如果超过这个量,可能会影响磷类的吸收。

中国孕妇膳食钙摄入量有明显地域差异。对于钙摄入量低的人群,推荐妊娠中期每天补钙 1 000~1 500 mg 直至分娩,可以预防子痫前期。

建议孕妈妈一定要多吃一些钙含量比较丰富的食物,如芝麻酱、虾皮、牛奶、芸豆、黑木耳等;另外孕妈妈补充钙剂的同时可以补充维生素 D,可促进钙剂的吸收,晚餐后和睡前是补钙的最佳时机。

王振辉

孕妈妈可以吃螃蟹吗?

每到螃蟹季,孕妈妈能否吃螃蟹的争论就会越发激烈,双方各执一词,互不退让,搞得螃蟹君很是为难。

其实,孕妈妈在妊娠前吃螃蟹没有过敏的现象,是可以吃螃蟹的。

吃螃蟹有哪些注意事项呢?

1. 量力而行,浅尝即可。在妊娠期,对于喜欢的食物,即使营养丰富也不可过量食用。螃蟹味道鲜美,富含蛋白质、微量元素等,但过多食用会增加胃肠道负担,出现腹痛等不适症状。

2. 螃蟹有两个部位不能吃。一是蟹腮,这是螃蟹的呼吸器官,其与外界水体直接接触,而且内部表面非常大,重金属等污染物易附着累积;二是消化器官,包括胃和肠。里面有些未消化的食物与排泄物,同样也容易累积污染物并且存在大量的细菌。

3. 螃蟹一定要吃新鲜熟透的。死蟹体内细菌大量滋生并且生物胺浓度增加,极易引起人腹泻、呕吐,甚至中毒。螃蟹虽容易感染很多致病菌与寄生虫,但这些有害微生物在加热的情况下一般都能完全被杀死,所以一定要将螃蟹充分蒸煮熟透后尽早食用。

4. 螃蟹和水果能不能同时食用?如果是寒性水果(如西瓜、甜瓜、梨、香蕉、桑葚、柿子、火龙果、荸荠等),建议不要吃完螃蟹后立即食用,否则可能伤脾胃。

如果是温性水果(如苹果、桃、荔枝、菠萝、龙眼、乌梅等)则可以同时服用。

叶酸怎么补充，剂量是关键

　　叶酸是一种水溶性维生素，参与细胞增殖、组织分化和机体生长发育，是孕妇的营养素补充剂。叶酸缺乏可导致胎儿神经管发育缺陷，还会增加流产、早产、死胎、巨幼红细胞贫血、子痫前期等风险。我们体内无法合成叶酸，只能靠外源性摄入。

　　叶酸怎么补充，剂量是关键！

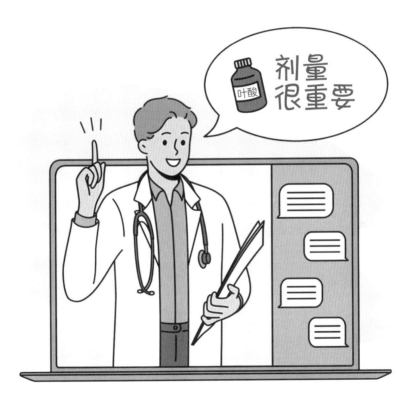

备孕期、妊娠早期女性

　　1. 建议可能妊娠或计划妊娠的健康女性至少妊娠前 3 个月开始，

增补叶酸 0.4mg/d 或 0.8mg/d 直至妊娠满 3 个月。

2. 个性化增补　存在以下情况的女性，可酌情增加补充剂量或延长妊娠前增补时间。

（1）居住在北方地区，尤其北方农村地区。

（2）新鲜蔬菜和水果食用量小。

（3）血液叶酸水平低。

（4）备孕时间短。

3. 建议备孕期和妊娠早期女性多食用富含叶酸的食物，如绿叶蔬菜和新鲜水果，养成健康的生活方式，保持合理体重，从而降低胎儿神经管缺陷的发生风险。

对于叶酸缺乏高危人群，其叶酸补充剂量有所不同

1. 既往分娩神经管缺陷胎儿的女性，或夫妻一方患有神经管缺陷，建议从可能妊娠或妊娠前至少 1 个月开始，增补叶酸 4mg/d 或 5mg/d，直至妊娠满 3 个月。

2. 患先天性脑积水、先天性心脏病、唇腭裂、肢体缺陷、泌尿系统缺陷，或有上述缺陷家族史或一、二级直系亲属中有神经管缺陷胎儿生育史的女性，建议从可能妊娠或妊娠前至少 3 个月开始，增补叶酸 0.8~1.0mg/d，直至妊娠满 3 个月。

3. 患糖尿病、肥胖、癫痫、胃肠道吸收不良等疾病，或正在服用增加胎儿神经管缺陷发生风险药物的女性，如服用卡马西平、丙戊酸、苯妥英钠、扑米酮、苯巴比妥、二甲双胍、甲氨蝶呤、柳氮磺吡啶、甲氧苄啶、氨苯蝶啶、考来烯胺等，建议从可能妊娠或妊娠前至少 3 个月开始，增补叶酸 0.8~1.0mg/d，直至妊娠满 3 个月。

4. 对于高同型半胱氨酸血症的女性，建议增补叶酸至少 5mg/d，直至血清同型半胱氨酸水平降至正常后再受孕，并持续增补叶酸 5mg/d，直至妊娠满 3 个月。

妊娠中期、妊娠晚期、哺乳期女性

妊娠中期、妊娠晚期女性除经常摄入富含叶酸的食物外，可酌情增补叶酸，剂量建议为 0.4 mg/d，哺乳期女性可补充叶酸 0.4 mg/d 至产后 3 个月。

叶酸是不是补得越多越好呢？

1. 叶酸过量的不良反应　长期大量服用叶酸可出现厌食、恶心、腹胀等胃肠道症状，出现黄色尿。

2. 叶酸过量的副作用

（1）对于巨幼红细胞贫血的女性，过量服用叶酸还可能掩盖维生素 B_{12} 缺乏的症状，从而使因维生素 B_{12} 缺乏而导致的神经损害进行性进展，甚至加重。

（2）母体叶酸摄入过多可以导致后代出现与神经管无关的不良神经系统症状。

（3）叶酸使用过量存在增加妊娠高血压的潜在风险。

总之，对预防神经管缺陷而言，增补叶酸至妊娠满 3 个月足矣，但由于叶酸对孕妇或胎儿有其他益处，对于无高危因素孕妇可每天增补 0.4mg 至妊娠结束，甚至持续到生产后 3 个月；对具有高危因素的孕妇，可每天增补 0.8~1.0mg 叶酸，直至妊娠结束。

蒋锴凯

不让出生缺陷成遗憾——
一级预防·精准有效·重中之重

出生缺陷又称"先天性异常"，是指胚胎或胎儿在出生前发生的结构、功能或代谢异常，是早期流产、死胎、婴幼儿死亡和先天残疾的主要原因。

究其原因，可由染色体结构或数目异常、基因突变等遗传因素，病毒感染，致畸药物，环境等多种因素引起。

出生缺陷有哪些情况？

其病种繁多，如唐氏综合征（又称 21 三体综合征）、唇裂（俗称兔唇）、并肢畸形（俗称美人鱼综合征）、内翻足、无脑儿、脑积水、先天性心脏病、多指等病种，多达 10 000 种，不胜枚举。

为了提高人口出生质量，减少出生缺陷的发生率，我国将每年 9 月 12 日确定为"中国预防出生缺陷日"，并制定了预防出生缺陷的"三级预防"方案。

一级预防、二级预防、三级预防

一级预防是指"婚前、孕前及妊娠早期干预"，将出生缺陷扼杀在"萌芽之前"；二级预防是指妊娠期预防，通过超声检查、采集孕妈妈或胎儿的血液或羊水样本进行产前筛查或产前诊断，必要时采取宫内干预，将出生缺陷阻止在"出生之前"；三级预防是指产后干预，对新生儿进行疾病筛查，早发现、早诊断、早干预、早治疗。

由此可见，二级预防和三级预防采取的措施在出生缺陷发生之后，颇有些"亡羊补牢"的作用，对孕妇及其家属往往会造成不同程度的身心伤害，给家庭和社会带来沉重的负担。因此，做好精准有效的一级预防才是重中之重。

一级预防有哪些妙招？

1. 重视婚前医学检查　准备结婚的人通过婚前医学检查，及早发现有没有影响结婚和生孩子的疾病。

2. 把握最佳生育年龄　女性最佳生育年龄为 25~30 岁，男性 25~35 岁。女性最好不要超过 35 岁。高龄是胎儿发生染色体异常的高危因素，合理计划生育时间，避免高龄妊娠。

3. 提高优生优育意识　计划妊娠的夫妻应该积极参与健康教育等优生优育讲座，接受妊娠前优生健康检查。

4. 科学备孕　包括合理膳食、适量运动、保持适宜体重、规律作息、戒烟戒酒、避免接触放射线和有毒有害物质、避免接触高温环境等。

5. 妊娠前合理补充叶酸　妊娠前 3 个月至妊娠后 3 个月，每天补充小剂量叶酸可以明显降低胎儿神经管缺陷的发生风险。

6. 妊娠早期谨慎用药　妊娠早期尽量避免用药，如需用药应该在专科医生的指导下用药。

7. 勿忌讳遗传咨询　对于夫妻双方或一方家庭中有遗传病、生育过遗传病或出生缺陷儿、急性传染病、不良孕产史的，妊娠前应该进行遗传咨询，由专科医生进行优生优育指导和随访。

蒋玉蓉

让爱无缺，预防出生缺陷之
唐氏筛查怎么做？

　　唐氏综合征又称 21 三体综合征或先天愚型，宝宝出生后表现为鼻梁塌陷、眼距增宽、长大后身材矮小、智力低下、生活无法自理、需要人终身照顾，会给家庭及社会带来沉重的负担。因此，在妊娠期产检时建议所有孕妇要按规范进行唐氏筛查。

唐氏筛查什么时候做？

　　唐氏综合征的发生与母亲的年龄相关，孕妇 35 岁后，胎儿发生唐氏综合征的概率增加；随着年龄的增加，孕妇年龄超过 40 岁，概率高达 1/20。随着三孩政策到来，高龄孕妇越来越多，目前医学上尚无治疗此病的方法，因此唐氏筛查甚为重要。目前临床上常用的筛查方案包括早期唐氏筛查（妊娠 9~13^{+6} 周）、超声胎儿颈后透明层厚度（NT）筛查（妊娠 11~13^{+6} 周）及中期唐氏筛查（妊娠 15~20^{+6} 周）。目前的筛查方案可以筛查 21- 三体、18- 三体、13- 三体及开放性神经管缺陷。血清学指标联合超声 NT 筛查时唐氏综合征检出率高于单纯的血清学检查。

如何理解筛查报告？

　　唐氏筛查的报告需要精准地根据孕妇的年龄、体重、孕周以及血清学结果来综合判断，得出的结果通常是低风险、临界风险或者高风险。

　　1. 唐氏筛查低风险　说明患唐氏综合征的风险比较低，但仍有一定的漏诊率。即使是低风险，后续仍需按时产检，完善排畸 B 超等检查，暂时无须特殊处理。

　　2. 唐氏筛查高风险　意味着胎儿染色体异常的风险相对增高，但并不代表胎儿一定有染色体异常，这时候需要进行介入性产前诊断。比如说通过羊水穿刺或者脐血穿刺等办法获得胎儿细胞进行培养和核型分析，明确胎儿是否存在染色体异常。

3. 唐氏筛查临界风险　介于两种风险之间的状态，通常指有胎儿染色体异常发生的可能性，需要进一步检查以明确胎儿是否存在染色体异常。此时孕妇可以酌情选择产前诊断或无创 DNA 检测（NIPT 或 NIPT Plus）。NIPT 孕妇仅需要抽血检测，相对唐氏筛查，NIPT 的准确性较高，但是筛查范围仅针对部分染色体，且该检查为筛查，检测结果并非 100% 准确。对结果仍有异常或后续超声检测发现异常的孕妇仍需要行介入性产前诊断来确诊。

筛查有哪些注意事项？

1. 年龄 > 35 岁者属于高龄孕妇，有产前诊断的指征。

2. 孕妇需提供出生年月日、末次月经日期、妊娠早期 B 超核实孕周、检测当天的体重、是否患有糖尿病等资料。

即使唐氏筛查为低风险，仍然建议定期产检，行排畸 B 超检查，如发现胎儿结构异常、羊水过多、羊水过少、胎儿生长受限需要及时就诊，建议行产前诊断排除胎儿染色体异常。

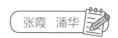

张霞　潘华

让爱无缺, 预防出生缺陷之
NT 检查要不要做?

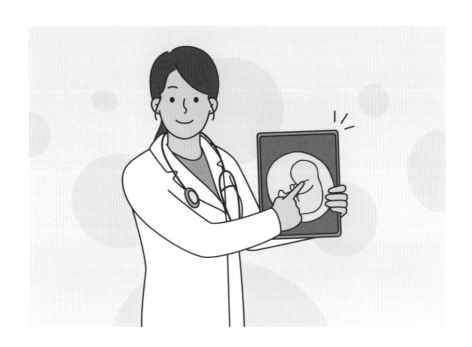

NT 检查是什么?

NT 即胎儿颈后透明层厚度, 是胚胎淋巴系统发育健全之前, 由胎儿颈后皮下组织内淋巴液聚集形成的。

什么时候做 NT 检查?

最佳时间为孕 11~13^{+6} 周, 胎儿头臀长 45~84 mm 时进行。14 周后胎儿淋巴系统发育完善, 颈部集聚的淋巴液流入颈内静脉, NT 就消失了。

为什么要做 NT 检查?

胎儿染色体异常或者胎儿的解剖结构异常可以导致胎儿淋巴液回流障碍，引起 NT 增厚。常见的染色体异常有 21- 三体、18- 三体、13- 三体、45XO 等。NT 相关的发育异常包括胎儿的心血管系统畸形、骨骼系统畸形、颜面部畸形、胎儿水肿及胎儿胸腔占位性病变、淋巴系统异常等。

不做 NT 检查可以吗?

单纯的血清学筛查对于唐氏综合征的检出率为 60%~70%，结合 NT 检查可以达到 85%~90%。所以 NT 检查还是非常必要的，孕妇不要错过 NT 的检查时机。

错过了 NT 检查的孕周怎么办?

错过 NT 检查的孕妇一定注意不要错过中期唐氏筛查或是无创 DNA 检查以及系统性排畸超声检查。

NT 增厚怎么办?

NT 正常范围通常为 2.5 mm 以内，超过正常值被认为是 NT 增厚。NT 增厚并不意味着胎儿一定有异常，孕妇不要过度焦虑，应及时到遗传门诊进行咨询。首先要核实孕周确保超声检测时机合乎规范。如果确认 NT 异常建议行介入性产前诊断（如绒毛取样或羊水穿刺）明确胎儿是否有染色体异常。如胎儿染色体正常后续需要严密追踪观察，特别是系统性排畸 B 超的检查。

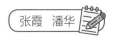

张霞　潘华

让爱无缺，预防出生缺陷之
无创DNA检测什么时候做？

什么是无创 DNA 检测？

　　无创 DNA 检测（又称 NIPT）是根据孕妇血浆中胎儿来源的游离DNA 片段来筛查胎儿是否患有染色体疾病。与羊水穿刺、脐血穿刺等介入性产前诊断相比较，该方法仅需要抽取孕妇的外周血 5mL，简单无创，可以避免产前诊断导致的流产、早产、胎儿丢失、羊水栓塞、胎盘早剥、感染等风险，因此它是广大孕妈妈接受度很高的产前筛查的方法。无创 DNA 目前只能检测染色体疾病中最常见的三种，即 21- 三体、18- 三体、13- 体。NIPTPlus 是无创 DNA 检测的升级版，除了可以检查上述三种染色体异常外，还可以筛查十余种其他染色体疾病。

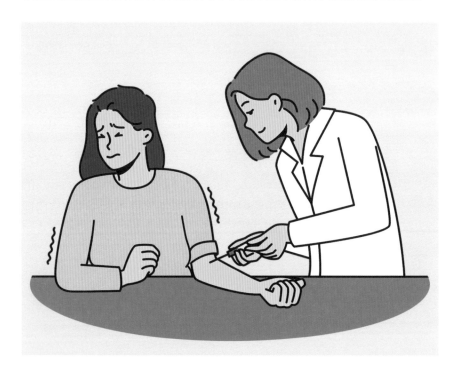

什么时间做无创 DNA 检测？

适宜孕周为 12~22^{+6} 周。

无创 DNA 检测适用什么人群？

1. 孕妇血清学筛查显示临界风险，但是又担心产前诊断的相关风险，可考虑行 NIPT。

2. 孕妇存在产科合并症及并发症不宜行介入性产前诊断者（如先兆流产、发热、出血倾向、慢性病原体感染活动期、孕妇 Rh 阴性血型等）。

3. 部分粗心的孕妇错过了血清学筛查最佳时间，可考虑行 NIPT。

无创 DNA 检测禁用于什么人群？

1. 孕周 < 12 周。

2. 孕妇曾经分娩过染色体异常胎儿或夫妻双方一方中有遗传性疾病或者遗传病家族史。

3. 孕妇 1 年内接受过异体输血、移植手术或免疫治疗等。

对于孕妇来说，无创 DNA 检测简单、风险低、易接受，但是无创 DNA 检测的结果只是"筛查"并非"诊断"，其准确性不能达到 100%，且无创 DNA 检测仅针对部分染色体，结果存在局限性。羊水穿刺、绒毛活检、脐血穿刺等侵入性的方法才是胎儿染色体疾病检查的"金标准"。希望孕妈妈在产检时遵医嘱慎重选择检查方式，不盲目迷信单一的筛查方法。

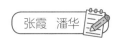

张霞 潘华

让爱无缺，预防出生缺陷之
产前诊断是什么？

很多孕妈妈产检时行唐氏筛查提示高风险，医生建议行产前诊断。那么什么是产前诊断，又有什么作用呢？

产前诊断又称宫内诊断或是出生前诊断，是对怀疑有先天缺陷的宝宝在出生前通过各种手段（如超声，核磁共振，采取胎儿绒毛、羊水或脐带血进行检测等方法）来评估宝宝在宫内的生长发育情况，以评判宝宝是否患有先天性疾病或者遗传性疾病，为宝宝在宫内治疗（手术、药物、基因治疗等）或者选择性流产提供依据。

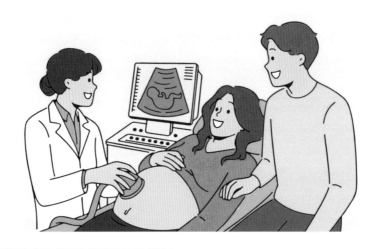

哪些人需要做产前诊断？

1. 孕妈妈年龄超过 35 岁。

2. 曾经分娩过严重先天缺陷的宝宝。

3. 夫妻双方或一方患有先天性疾病，或遗传性疾病，或有遗传病家族史。

4. 唐氏筛查发现染色体异常的高危人群。

5. 四维超声检查发现可疑结构畸形。

6. 羊水过多或过少。

7. 妊娠早期接触过可能导致胎儿先天缺陷的物质。

产前诊断有哪些方法?

正常情况下，人体有 23 对染色体，通过抽取绒毛、羊水或脐血进行细胞培养 + 染色体核型分析。我们可以发现染色体数目异常，比如唐氏综合征就是 21 号染色体较正常人多了一条，即 21- 三体，特纳综合征就是女性性染色体少了一条，即 45X0 等；还可以发现结构异常，比如染色体部分（5~10 Mb）的缺失、易位、倒位等。

除了常规的染色体检测，还有一项检查叫作基因芯片。基因芯片又称染色体微阵列分析（CMA）技术，基因芯片检测的不是基因，而是染色体上的小片段（微缺失、微重复），比常规的染色体检查更加精准。染色体的微缺失、微重复是许多严重的疾病、胎儿发育异常的原因。

随着科技的进步，人们现在还可以进行基因水平的检测。比如全外显子检测，甚至全基因组检测。全外显子检测包含约 85% 疾病相关的基因突变；而全基因组测序（WGS）则挖掘全基因组范围内的序列差异和结构变异。就像一棵树，随着技术的进步，人们不仅可以发现树干发育有无异常，还可以精确到其中的树枝，甚至树叶有无发育异常。

什么时候做产前诊断? 有什么风险?

绒毛活检最佳时间为妊娠 11~13^{+6} 周，羊水穿刺最佳时间为妊娠 18~23 周，而脐血穿刺最佳时间为大于 24 周。此三种方法都是有创性操作，有流产、早产、羊膜腔感染、胎盘早剥、羊水栓塞等风险。

潘华

为什么受伤的总是你?

胚胎或胎儿尚未具有生存能力而妊娠终止称为流产。同一个配偶连续发生 2 次及以上妊娠 28 周之前的流产称为复发性流产。对于女性来说,复发性流产是再强大的内心也扛不起的伤痛。

女性流产时多数会出现腹痛、阴道流血等症状,也有些女性没有任何症状,仅仅是超声检查才发现妊娠,但胚胎就停止发育了。为什么有的女性反复出现流产呢?复发性流产的原因究竟有哪些呢?

染色体因素

胚胎染色体异常、夫妻双方染色体异常或基因异常。对于多次出现自然流产的女性建议行流产的胚胎及夫妻双方的染色体检查以明确原因。

母体解剖结构异常

有的孕妈妈有先天性子宫发育异常。比如子宫中有一个肌性组织将子宫一分为二,我们称之为纵隔子宫;有的女性发育过程中形成双子宫、单角子宫、弓形子宫。这些发育异常的子宫均可导致宫腔狭小,不适合胚胎发育。有的子宫颈发育不良,无法维持正常的形态和功能,随着胎儿增大,宫颈自然扩张导致流产。子宫发育畸形一般可以在妊娠前手术切除子宫纵隔,宫颈功能不全患者妊娠前可行宫颈环扎术。

自身免疫系统疾病

有的孕妈妈体内存在一些自身抗体攻击自身正常的细胞和组织,导致器官损伤和功能障碍,比如系统性红斑狼疮、抗磷脂综合征、干燥综合征等疾病可以导致复发性流产。建议妊娠前到相应的科室就诊,将病情控制平稳后再妊娠。

易栓症

有的孕妈妈血液中抗凝或促凝因子的数量或功能发生异常，使孕妈妈血液处于高凝状态。孕妈妈容易发生动静脉血栓或胎盘局部血栓，导致流产。患有易栓症的孕妈妈需要在医生的指导下给予抗凝治疗。

感染因素

妊娠早期细菌、病毒的感染容易导致胚胎的种植失败或发育畸形，比如风疹病毒、巨细胞病毒、弓形虫等。女性妊娠前建议完善 TORCH 筛查（为检测以下病原体抗体的方法，包括弓形体 IgG、IgM 抗体，风疹病毒 IgG、IgM 抗体，单纯疱疹病毒抗体，巨细胞病毒 IgM 抗体，柯萨奇病毒 IgM 抗体）了解情况，妊娠后不要去人多拥挤的地方，以免感染呼吸道传播疾病，同时不要接触猫、狗等宠物，避免弓形虫感染。

生活习惯因素

吸烟、酗酒、吸毒、熬夜、不良生活习惯都是流产的重要原因。对于孕妈妈来说，维持良好的生活习惯，保持健康的身心有助于胎儿的生长发育。

男方因素

男方精子数量少、质量差，日常的不良生活习惯（比如抽烟、酗酒、吸毒等）都可能导致胚胎发育异常。

如果只有一次流产，可以暂时不用特殊处理，调整心态，做好下次妊娠前的准备就行。如果出现复发性流产，建议夫妻双方进行全面的检查。因为只有查出真正的原因，对症治疗，下次妊娠才能够平安顺利。

蒋玉蓉

哪些情况容易早产?

女性一旦知道自己怀孕，往往都会期待着见到自己的宝宝，但也总是有着各种担心和焦虑，比如早产。今天跟大家谈谈早产有哪些高危因素，以及怎样来预测。

早产的高危因素以及怎样预测

1. 早产史；晚期流产史。

2. 年龄 < 18 岁或者 > 40 岁。

3. 患有妊娠合并症和并发症，如高血压、糖尿病、肾病、妊娠肝内胆汁淤积症等。

4. 体重过轻（体重指数 ≤ 18.5 kg/m^2）。

5. 经济状况差；吸毒或酗酒者。

6. 妊娠间隔过短的孕妇（2 次妊娠间隔 < 18 个月），母体精神、心理压力大。

7. 有生殖道感染或者性传播疾病感染高危史，或合并性传播疾病等。

8. 多胎妊娠；辅助生殖技术受孕；子宫畸形（如纵隔子宫、单角子宫、双子宫等）；宫颈手术史（宫颈锥切术或者宫颈环形电切术）。

9. 子宫过度膨胀（羊水过多）。

对于有上述高危因素的孕妇，妊娠期要进行早产预测。孕妇自己要注意是否有盆腔痛或者类似月经期下腹部痛；同时对高危孕妇在妊娠 18~24 周行阴道超声测量宫颈长度，妊娠 24 周前宫颈长度 < 25 mm 或宫颈内口漏斗形成伴有宫颈缩短，要警惕早产发生。当然，也可以取宫颈分泌物做生化指标的检测，比如胎儿纤维连接蛋白检测，可以预测早产风险。

李小叶

迫不及待要与你见面的宝宝

俗话说"十月怀胎""瓜熟蒂落"，通常女性怀孕，宝宝在孕妈妈的肚子里待 280 天左右才会与爸爸妈妈见面。但就有一些宝宝等不了这么久，迫不及待要与你见面，这种提前出生的宝宝我们称为"早产儿"。

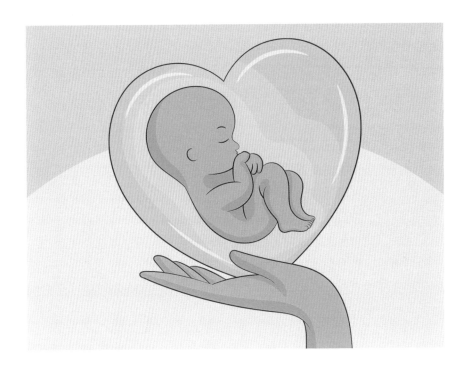

什么是早产？

在我国，医生会把在妈妈肚子中待满 37 周称为足月产，妊娠满 28 周到 36^{+6} 周分娩称为早产。在部分发达国家将早产定义为妊娠满 20 周或 24 周。按具体分娩孕周可分为极早期早产儿（胎龄小于 28 周）、早期早产儿（28 周 ≤ 胎龄 < 32 周）、中期早产儿

（32 周≤胎龄＜ 34 周）和晚期早产儿（34 周≤胎龄＜ 37 周）。

　　早产儿因为各个器官发育不成熟，孕周越小，体重越轻，对外界的适应能力越差。早产儿容易出现新生儿肺透明膜病、肺炎、高胆红素血症（黄疸）、颅内出血、坏死性小肠炎、神经系统发育障碍等并发症。

早产儿为什么要入住 ICU？

　　早产的宝宝出生后通常需要入住新生儿 ICU，宝宝需要待在温暖如春的暖箱中，就像妈妈的子宫一样给宝宝安全舒适的环境，同时医生会给宝宝进行生命体征、脏器功能的监测，比如宝宝的呼吸、循环、神经、消化、泌尿系统是否正常并给予积极的治疗。当宝宝体重达到 2.5 kg 左右，进食正常，生命体征平稳，就可以出院回家了。

早产儿如何护理？

　　早产的宝宝往往需要妈妈付出更多的心血。早产儿的呼吸道屏障较弱，容易出现呼吸道感染；肠道也非常敏感，喂养不当或环境变化，容易出现呕吐、腹泻、腹胀等情况。居家护理要密切关注宝宝有无呼吸增快、气喘、异常尖叫、呕吐、腹泻、精神反应等表现。要留意宝宝的生长发育情况，及时调整喂养的方案，促进营养吸收，日常需要带宝宝晒晒太阳，补充钙剂、维生素 D、益生菌。有了妈妈的精心呵护，早产的宝宝一样能茁壮成长！

蒋玉蓉

妊娠期有流血，千万别大意

怀孕是件特别幸福的事情，但不少孕妈妈会遭遇妊娠期阴道出血的困扰。

妊娠期阴道出血是什么原因导致的呢？

妊娠期出现阴道出血时，出血量为几毫升到数百毫升，一般来说，出血量的多少和危险程度成正比。当然有些出血是看不见的，如隐性胎盘早剥可导致宫腔积血等，并不表现为阴道出血。

整个妊娠期分为三个阶段：妊娠早期、妊娠中期、妊娠晚期。在这三个时期阴道出血的原因都不一样，针对不同情况也有不同的处理方法。

妊娠早期阴道流血

（一）流产

时间：一般发生在妊娠的前 3 个月。

症状：准妈妈阴道轻微流血，或有棕褐色分泌物。此外，有的孕妈妈伴有妊娠产物流出。有时会出现下腹痛、腰痛等不适。上述症状往往是流产的先兆。

（二）异位妊娠

时间：一般发生在妊娠期 2 个月左右。

症状：除了阴道流血以外，会出现不同程度的恶心、腹痛等。若是发生输卵管妊娠破裂，会出现下腹疼痛，可致孕妈妈腹腔出血，严重的话，甚至可能会休克，危及生命。

妊娠中期阴道流血

（一）宫颈机能不全（宫颈内口功能不全或宫颈内口松弛症）

时间：常发生在妊娠中期。

症状：孕妇的子宫颈无法承担胎儿发育的压力，常会发生晚期流产或早产。若出现宫颈口扩张，准妈妈阴道常会流血，但流血量很少。腹部会有下坠感，但没有明显宫缩及下腹疼痛。

（二）葡萄胎

时间：常在妊娠中期发现（早期未发现）。

症状：起初会发生阴道流血，可能还会出现贫血、子宫异常增大等症状。如果情况糟糕，孕吐情况会严重，还可能引起妊娠高血压。此种情况下，一般为间断性流血，且流血量不多，偶有大出血甚至休克等情况，或是流出的血中可看到水泡状物。葡萄胎诊断明确后，应及时清宫。

妊娠晚期阴道流血

（一）前置胎盘

时间：妊娠晚期或临产时。

症状：在无诱因、无疼痛感、子宫体也未变硬的前提下，阴道反复流血，出血量可多可少，反复流血可导致孕妈妈贫血、感染，出血量多时可导致孕妇失血性休克。

（二）胎盘早剥

症状：孕妇通常会出现阴道流血、腹痛的症状，子宫有压痛或子宫张力增高，子宫摸上去硬邦邦的。但要注意，部分隐性胎盘早剥往往没有或有极少量阴道流血，但腹痛或腰背疼痛明显，子宫硬如板状，可伴子宫明显压痛，胎心异常或胎死宫内，甚至导致孕妇休克或凝血功能障碍。

其他原因的妊娠期阴道流血

（一）痔疮

孕妈妈在大便的时候会流血，血色呈鲜红色，疼痛感或轻或重。孕妈妈妊娠期会出现生理性缺铁性贫血，再因此失血过多的话，贫血情况会更加严重，影响母婴健康。

（二）尿路感染

尿路感染时，孕妈妈会出现尿频、尿急、尿痛等症状。检测尿常规时发现白细胞或红细胞增多。

妊娠晚期阴道见红

阴道见红以暗红色血为多，有时也为鲜红色血，无论血是什么颜色，量通常不多。见红是妊娠晚期宫缩导致宫颈管扩张，宫颈管处毛细血管破裂出血，随着宫颈管内黏液流出。见红是分娩先兆，一般见红后24~48 小时临产。当然这个也不一定，有时见红后当天就会临产，有时见红后两周也没有临产。见红后要监测宫缩、阴道流血、流液及胎动情况。

妊娠期阴道流血怎么办？及时就医最重要！

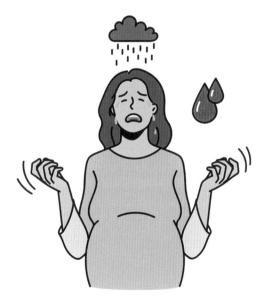

嘿，那个怀在肝脏上的孩子！

近日"B超"君在一位孕妈妈身上发现了一个迷路的宝宝，这个宝宝不在子宫这个漂亮又舒适的房子里着床，反而在妈妈的肝脏上筑起了巢，见多识广的"B超"君也是惊呆了。嘿，那个怀在肝脏上的孩子，真调皮！

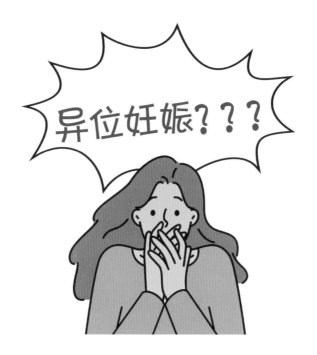

为什么会怀在肝脏上？

其实宝宝怀在肝脏上是异位妊娠的一种特殊情况。异位妊娠是指胚胎在子宫体腔以外的任何地方着床，根据受精卵着床部位不同可分为输卵管妊娠、宫颈妊娠、腹腔妊娠、阔韧带妊娠、宫颈妊娠、卵巢妊娠等。其中输卵管妊娠是异位妊娠最常见的情况，约占异位妊娠的 95%。

腹腔妊娠指胚胎着床于子宫、输卵管、卵巢及阔韧带以外腹腔内，肝脏妊娠为其中少见的特殊类型，发生原因不明，可能与盆腔炎症、腹腔手术史及宫内节育器放置有关，有学者推测受精卵随输卵管逆蠕动排到腹腔，顺着肠管蠕动到肝脏表面导致肝脏妊娠。

为什么会异位妊娠？

异位妊娠多数是由于输卵管异常所致。精子与卵子在输卵管内相遇形成受精卵后一步一步地向宫腔移动，若输卵管发育不良、输卵管过长、肌层发育差等原因导致功能异常影响受精卵的运行；或输卵管逆行蠕动时将受精卵排到卵巢、阔韧带甚至肝脏；或是输卵管有炎症导致道路扭曲狭窄；又或者是输卵管曾经做过手术有瘢痕形成输卵管堵塞。以上这些原因都会导致受精卵无法进入宫腔只能在输卵管着床。另外也有行试管婴儿、避孕失败等其他因素。

异位妊娠有哪些表现及危害？

1. 停经　多数患者会有停经史，当然也有 20%~30% 的患者没有停经表现，而是出现不规则阴道流血误以为是月经。

2. 腹痛　输卵管妊娠多有一侧的腹痛，当输卵管妊娠流产或破裂的时候会出现突发的剧烈腹痛伴恶心呕吐，若肝脏妊娠破裂时也会出现剧烈腹痛，腹腔内短时间内大量出血从而诱发晕厥及失血性休克。

异位妊娠的主要危害为异位妊娠破裂大出血危及生命，输卵管妊娠时有可能需切除部分输卵管，影响生育；肝脏妊娠时需要切除部分肝脏。

如何预防异位妊娠？

杜绝经期同房，保持个人卫生；做好严格避孕措施，避免不必要的人工流产，一旦妊娠尽早就医明确胎儿是否在宫内。

潘华

妊娠期高血压疾病的预警信号！

"十月怀胎"本是一件幸福且值得期待的事情，但有些孕妈妈怀孕后，却患上一种妊娠期特有的疾病——妊娠期高血压疾病。

妊娠 20 周后首次出现血压 ≥ 140/90 mmHg，我们称为妊娠高血压。

妊娠高血压易导致孕妈妈出现全身多种脏器功能损害。比如血压严重升高可导致脑水肿、脑出血、子痫、心力衰竭、肺水肿、肝肾功能损害等，也可能导致胎儿发育迟缓、早产、死胎等。

有些孕妈妈患病后没有明显症状，只是在常规的产检中才发现血压增高。有些孕妈妈血压升高幅度大，会出现有头晕、头痛、眼花、视物模糊、恶心、呕吐、水肿、腹痛等症状。

引起妊娠期高血压疾病的高危因素有哪些？

1. 年龄 孕妈妈年龄高于 40 周岁，患有妊娠期高血压疾病的概率会高得多，所以要选择合适的年龄备孕。

2. 家族遗传因素 母亲或姐妹有妊娠期高血压疾病的病史。

3. 营养不足 低钙、严重贫血也是引发妊娠高血压的重要因素之一。

4. 多胎妊娠 多胎妊娠子宫张力过大，发生妊娠期高血压疾病的概率会提高很多。

5. 肥胖症 肥胖的女性妊娠后患有妊娠期高血压疾病的概率会大得多。

6. 内科疾病 妊娠前患有糖尿病、肾炎、高血压、自身免疫系统疾病（如系统性红斑狼疮、抗磷脂综合征）等发生妊娠期高血压疾病的风险明显增加。

7. 既往妊娠有子痫前期病史。

8. 妊娠早期收缩压 ≥ 130 mmHg 或舒张压 ≥ 80 mmHg。

妊娠期高血压疾病发生前有预警信号吗？

当然有。孕妈妈在妊娠期出现以下信号要及时前往医院就诊。

1. 水肿　水肿最先出现在小腿及踝部，逐渐可发展为大腿、会阴部，甚至全身。手指向胫骨方向按压出现凹陷即为小腿水肿。

2. 体重过度增加　妊娠晚期孕妈妈体重增加建议每周不超过 0.5 kg，如果体重增加过快要重视。

3. 血压轻度升高和血压波动（包括高血压前期和相对性血压升高）

（1）高血压前期：血压大于 130/80 mmHg 小于 140/90 mmHg。

（2）相对性血压升高：血压较初次产检升高 30/15 mmHg。

4. 胎儿生长受限趋势　B 超发现胎儿生长落后，需要完善 24 小时动态血压、24 小时尿蛋白等检查。

蒋玉蓉

如何预防妊娠期高血压疾病?

妊娠期高血压疾病是产科常见的并发症,是孕产妇和围产儿死亡的主要原因之一,有子痫、脑血管意外、心力衰竭、肺水肿、胎盘早剥、早产、胎儿生长受限、胎死宫内等母儿并发症,听起来是不是很可怕?对于孕妈妈来说,妊娠期高血压疾病可以预防吗?又该如何预防呢?

所有计划妊娠的女性应找专科医生进行妊娠前保健工作及妊娠前指导。

已经妊娠的女性要重点关注自己的体重、血压,是否出现异常的水肿。如果出现体重增加明显、严重水肿、血压升高达到130/80 mmHg以上、血小板减少或者超声提示胎儿生长发育相对较慢等情况,一定要高度警惕,这些可能是妊娠期高血压疾病的前期表现。

规范产检

孕妈妈要按照医生的嘱咐进行规范产检,要密切监测血压变化,要注意是否有头晕、头痛、胸闷、心悸、气促、眼花、视物模糊等症状,以及胎动的情况。注意每次产检都要关注尿常规检测结果中是否出现尿蛋白。

预防措施

1. 适度锻炼　妊娠期应该适度锻炼、充足睡眠、保持身体健康。

2. 饮食营养管理　妊娠期不推荐严格限制盐的摄入,也不推荐肥胖孕妈妈限制热量摄入,但是妊娠期要重视体重管理。

3. 对于低钙摄入人群(<600 mg/d),推荐口服钙补充量至少为1~1.5 g/d。

4. 有子痫前期病史、胎儿生长受限、胎盘早剥病史、慢性肾炎、糖尿病、抗磷脂综合征、易栓症等患者，可以在妊娠 12~16 周开始，每天睡前服用小剂量阿司匹林（50~150 mg）预防妊娠高血压，预防性用药可维持到妊娠 36 周左右。

总之，加强保健意识、早期预防、规范产检、注意自我监测，这样才能避免妊娠期高血压疾病对孕妈妈造成损害，保证母婴健康。

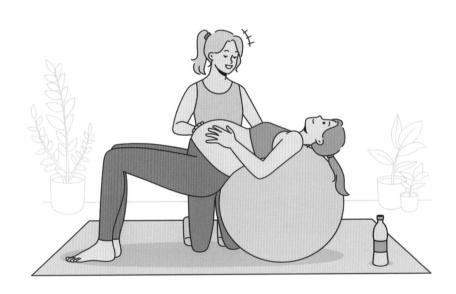

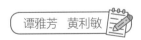
谭雅芳　黄利敏

血压忽高忽低可能是测量方法不正确

测血压，你会吗？你可能会说，"我会！"但是我想说，"你不一定对"。不信，你看！

孕妈甲爬完楼梯（活动后），喘着粗气，对护士说："给我量一下血压吧。"

孕妈乙一边拿手机玩游戏，情绪激动，一边说："护士，给我量一下血压吧。"

孕妈丙赖床不起，侧卧位，春困秋乏，起床困难啊！来量血压吧！

以上情况都不适宜测量血压，让我来教你如何正确测量血压。

正确测量血压

1. 安静测量　测量前 30 分钟内不要剧烈运动、吃东西；要排空小便，放松精神。

2. 坐姿端正　选择有靠背的椅子，背挺直，双脚放平，不可盘腿或跷二郎腿。

3. 手臂放松　手臂自然伸展平放于桌面，掌心朝上，裸露上臂，不可手臂悬空用力。如果上臂不能裸露，衣物厚度以一件单衣为宜。

4. 正确测量　血压计、袖带、心脏处于同一高度，袖带松紧以 1 指为宜。测量期间注意保持平静呼吸，避免肢体活动，如需复测，请休息 2 分钟再进行测量。

正确测量血压就是这么简单，你学会了吗？

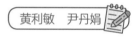

黄利敏　尹丹娟

扫码可观看科普视频

妊娠期高血压疾病孕妈妈的饮食攻略

妊娠期高血压疾病孕妈妈可能存在多方面营养代谢问题：糖代谢异常、脂代谢异常、钙缺乏、营养素缺乏、蛋白质缺乏等。

我们可以采取以下这些营养策略。

营养策略

1. 稀释血液　适当增加饮水量，同时注意饮水时机，如晨起、睡前及每餐餐前 1 小时，每天建议饮水 1500~2000 mL。

2. 防止血脂升高　少油、少糖、少盐，建议主食 1/3 为粗粮。

3. 选择抑制血小板聚集的食物　山楂、黑木耳、大蒜、洋葱等。

4. 多吃富含卵磷脂的食物　大豆、鱼虾、禽类等，保证优质蛋白质的摄入。每天进食肉类 100 g，鸡蛋 1 个，豆制品 100 g，乳类 300~500 mL。

5. 补充富含维生素 C 的蔬菜及水果　建议每天进食 3~5 种蔬果，但应以蔬菜为主。

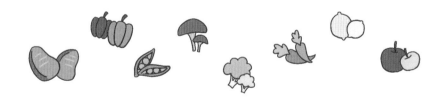

贺肜

妊娠期脚肿正常吗?

妊娠晚期, 孕妈妈发现脚肿得一塌糊涂, 原来的鞋都穿不进去了……这种情况正常吗?

什么是生理性水肿?

大多数妊娠晚期脚肿是一种正常的生理现象。

随着胎儿生长, 腹部逐渐增大, 压迫下肢血管, 导致下肢静脉回流受阻, 出现下肢水肿。

生理性水肿一般晨起时没有, 会在较长时间的站立或久坐后发生。比如早上起床时脚不肿, 工作了一天下班时发现脚肿了。

什么是病理性水肿?

有些脚肿是不正常的, 我们称为病理性水肿。常见于妊娠期高血压疾病, 发生血压增高后, 血管痉挛, 血管内皮受损, 血管通透性增加, 本该在血管内的蛋白质跑到血管外, 同时血管内的液体也通过血管壁渗透到外周组织, 就造成了组织间隙水肿。

这时不只是脚肿, 还可以出现腹壁水肿, 甚至出现腹水、胸水, 但最开始是从脚肿开始的。这种水肿往往晨起时就有, 而且休息后不缓解, 多数伴有体重快速增长和低蛋白血症。正常状况下孕妈妈孕晚期一般 1 周体重增长不超过 0.5 kg。发生病理性水肿的孕妈妈 1 周会增长 2.5~3.0 kg, 甚至 5 kg 以上。

此外, 严重的贫血、甲状腺功能减退、妊娠合并心脏病、肝脏及肾脏病变等疾病也会出现脚肿。

如果孕妈妈出现休息后也不能缓解的脚肿时, 一定要及时就医, 排查相关疾病。

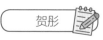
贺彤

红色预警!
来势汹汹的胎盘早剥到底有多凶险?

什么是胎盘早剥?

在正常孕育过程中,胎儿依靠胎盘供血供氧、输送营养,正常产程中,也是胎儿先娩出成为一个独立的个体之后,胎盘再从子宫壁剥离并娩出。但有些孕妇会出现一种特殊的情况,那就是在分娩未启动、胎儿未娩出之前,胎盘就已经从子宫壁剥离,称为胎盘早剥。胎盘早剥属于妊娠晚期严重的并发症,起病急、进展快,而胎盘一旦全部剥离,胎儿会失去赖以生存的环境,在短时间内出现宫内死亡,同时也将孕妇推入重重危险之中。所以胎盘早剥一直以来是产科的红色预警,需要产科医生拥有丰富的临床经验及敏锐的识别能力,识别胎盘早剥后必须立即启动多学科救治程序,与时间赛跑,抢救产妇和婴儿生命。

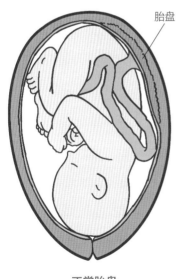

正常胎盘

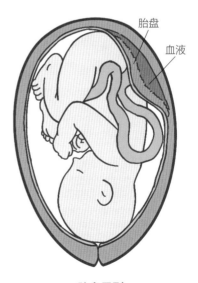

胎盘早剥

胎盘早剥的原因有哪些？

胎盘早剥通常发生在妊娠 20 周后或分娩期，具体发病机制不清，可能与疾病有关，比如孕妇有妊娠期高血压疾病，特别是重度子痫前期、慢性高血压、慢性肾病或全身血管病变等；可能是外力因素，如跌倒、撞击等；也有可能与未足月胎膜早破、羊水过多、双胎分娩、高龄多产、吸烟、吸毒等因素有关。

如何预防胎盘早剥？

综上所述，胎盘早剥的发生来势汹汹，且预防和识别难度非常大。一旦发生，须立即启动多学科救治程序。为有效预防胎盘早剥的发生，孕妇妊娠期需要注意以下几点：

1. 定期产检，早期发现高危因素，早期干预治疗，并且根据自己的情况，选择具备相关抢救设备及条件的医院产检和分娩，以免延误抢救时机，确保分娩安全。

2. 妊娠期避免机械性的刺激因素，如猛烈地撞击腹部、激烈的性生活、外伤、跌倒等。

3. 妊娠晚期，孕妇要尽量避免长时间的仰卧体位，以免增大的子宫压迫下腔静脉，回心血量减少，心排血量减少，导致血压下降，子宫静脉瘀血，静脉压突然升高形成胎盘后血肿，导致胎盘早剥。

4. 孕妇居家要特别关注胎动变化，妊娠晚期每 2 小时胎动 <10 次，或出现胎动突然增加一倍或减少一半均为异常，须及时就医。

5. 注意阴道流血及腹胀、腹痛情况，一旦出现不明原因持续性腹胀、腹痛及阴道流血，立即就医，就医前注意尽量避免过量饮食。

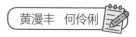

黄漫丰　何伶俐

妊娠期高血糖——控糖计

妊娠期高血糖包括三种类型：孕前糖尿病合并妊娠、糖尿病前期及妊娠糖尿病。其中90%为妊娠糖尿病。持续的高血糖会对孕妇及胎儿造成严重的影响，如流产、早产、羊水过多、感染、胎儿畸形、巨大儿、胎儿生长受限、新生儿肺部发育不良等，因而妊娠期高血糖孕妇妊娠期需要严格控制血糖。

目前，改变生活方式是妊娠期高血糖管理的重要组成部分，大多数妊娠期高血糖孕妇可以仅通过改变生活方式达到对血糖的控制。妊娠期生活方式的改变包括限制食物总热量、调整食物种类、增加进餐次数、适当运动等。

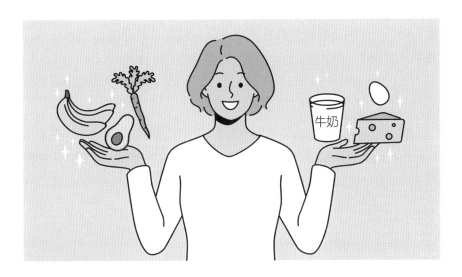

限制食物总热量

妊娠期高血糖孕妇应控制每天总能量摄入，妊娠早期不低于1 600 kcal/d（6 697 kJ/d），妊娠中期、晚期1 800~2 200 kcal/d（7 535~9 209 kJ/d）为宜；妊娠前肥胖者应该适当减少能量摄入，但妊娠早期不低于 1 600 kcal/d（6 697 kJ/d），妊娠中期、晚期适当增加能量摄入。

调整食物种类

推荐每天摄入的碳水化合物不低于 175 g（主食量 200 g 以上），摄入量占总热量的 50%~60% 为宜；蛋白质不应低于 70 g；饱和脂肪酸不超过总能量摄入的 7%；限制反式脂肪酸的摄入（如面包、蛋糕、巧克力、糖果、速食食品等）；推荐每天摄入 25~30 g 膳食纤维。保证维生素和矿物质摄入，有计划地增加富含铁、叶酸、钙、维生素 D、碘等食物，如瘦肉、家禽、鱼、虾、奶制品、新鲜水果和蔬菜等。

增加进餐次数

建议妊娠期高血糖孕妇每天餐次安排为 3 次正餐和 2~3 次加餐，早、中、晚三餐能量分别控制在每天摄入总能量的 10%~15%、30%、30%，每次加餐能量占摄入总能量的 5%~10%。

适当运动

妊娠期高血糖孕妇接受规范的饮食指导并进行规律运动后，需要胰岛素治疗的人数明显降低，同时可减少母婴不良结局的发生。无运动禁忌证的孕妇，建议 1 周中至少有 5 天进行 30 分钟中等强度的运动，有氧运动和抗阻力运动均是妊娠期可接受的运动形式。

需要提醒的是，孕妈妈不能因为担心血糖升高而过分限制进食，否则会导致低血糖而造成严重危害，也会影响胎儿生长发育。如果通过饮食及运动调理后孕妈妈血糖仍高，可以在医生指导下应用胰岛素等药物进行治疗。

李慧

太难受了！糖耐量检查可以不做吗？

经常听孕妈妈说："我们家族没有糖尿病病史，我怀孕前没有糖尿病，现在应该也没有糖尿病，这糖水太甜太难喝了，我不要做这项检查！"如果你这么认为那就错了。

"无关紧要的糖尿病"其实危害大！

对于孕妈妈而言，妊娠期高血糖可能导致妊娠期高血压疾病、羊水过多、早产、难产、泌尿生殖系统感染、剖宫产率增加等风险。

对于胎儿而言，妊娠期高血糖可能导致妊娠早期胚胎畸形、自然流产；妊娠中晚期出现胎死宫内、巨大儿、胎儿生长受限；分娩时出现难产、新生儿低血糖致不可逆脑损伤；对子代远期影响是童年和成年期发生肥胖及代谢综合征的风险增加，儿童智力缺陷、精神分裂、多动症等风险增加。

为什么孕妈妈会容易出现妊娠期高血糖？

人体降血糖的主力军是胰岛素，妊娠中期、晚期孕妈妈体内拮抗胰岛素作用的物质增加，使孕妈妈对胰岛素的敏感性随孕周增加而下降。为维持体内正常糖代谢水平，胰岛素需求量必须相应增加，对于胰岛素分泌受限的孕妈妈，则易发生妊娠糖尿病或使原有的糖尿病病情加重。

孕妈妈该怎么做？

检查前禁食 8~10 小时，检查前连续 3 天正常饮食，即每天进食碳水化合物不少于 150 g。检查期间静坐、禁烟。检查时，先空腹抽血，再在 5 分钟内口服含 75 g 葡萄糖的液体 300 mL（从开始饮用葡萄糖液计算时间），分别抽取服糖后 1 小时、2 小时的静脉血，共抽血 3

次。口服葡萄糖耐量试验（oral glucose tolerance test, OGTT）检查前一晚应避免空腹时间过长而导致的抽血当天清晨反应性血糖增高。

糖尿病诊断标准

糖耐量的检查：空腹 ≥ 5.1 mmol/L，餐后 1 小时 ≥ 10.0 mmol/L，餐后 2 小时 ≥ 8.5 mmol/L，三项中任何一项达到标准即可诊断为妊娠糖尿病。妊娠前有糖尿病病史或妊娠期空腹血糖大于 7.0 mmol/L，孕妈妈伴有典型的多饮、多食、多尿的高血糖症状，且随机血糖大于 11.1 mmol/L 可诊断为糖尿病合并妊娠。

血糖控制措施：最重要的是通过对饮食及营养管理、运动、自我监测、药物治疗、健康教育这"五驾马车"的管理，而前三项是通过孕妈妈的自我管理来实现。

血糖控制目标：妊娠糖尿病或妊娠前糖尿病患者空腹血糖 ≤ 5.3 mmol/L，餐后 2 小时血糖 ≤ 6.7 mmol/L，夜间血糖不低于 3.3 mmol/L，餐后血糖不低于 4.4 mmol/L。

妊娠期高血糖对于母婴结局近远期均存在不良影响，因此建议及时诊断，尽早进行生活方式干预，必要时采用胰岛素治疗。

梁朝明

妊娠期可以做些什么运动?

很多孕妈妈经常会问医生,是不是要多躺少活动以避免流产或早产。其实孕妈妈保持运动是安全的,除非有先兆流产、阴道流血、胎膜早破,需要适当限制活动。妊娠期运动可以有效控制体重增长、增加肌肉力量、改善血液循环、预防下肢静脉曲张、促进胃肠蠕动、防止便秘及腰酸背痛、调控血糖水平、减少妊娠糖尿病的发生风险。给孕妈妈推荐几种适宜的运动方式,孕妈妈可以根据自身的情况选择。

推荐的运动方式

1. 在妊娠的不同时期,运动强度可有所调整。

(1)妊娠早期:可以进行低强度运动,如散步、伸展运动等。

(2)妊娠中期:可以进行中等强度运动,如孕妇健身操、游泳、孕妇瑜伽、快速走路等。

(3)妊娠晚期:身体较笨重,可以散步、做体操、舒展四肢、活动肩颈等。

2. 每次运动时间持续 30 分钟为宜,无运动禁忌证的孕妈妈,推荐每周进行 5 天。

3. 运动过程中出现下腹疼痛、阴道流血、阴道流液、头晕头痛、视物模糊、胸闷气促或胎动异常需要及时就医。

4. 对于有妊娠合并症或妊娠并发症的孕妈妈,应该听从医生的建议选择合适的运动。

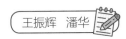
王振辉　潘华

孕产期切勿"贵妃躺"!

许多女性怀孕了，啥事都不用做，一日三餐，好饭好菜，吃完饭后在沙发上来个"贵妃躺"，刷着抖音，吃着小零食。

还有的女性生完孩子，不愿活动，也喜欢"贵妃躺"，美其名"坐月子"。

殊不知，"贵妃躺"对孕产妇的危害非常大！可以导致孕产妇腿部或盆腔发生深静脉血栓，引起肢体肿痛、肿胀、浅静脉扩张，有时伴有发热和肢体颜色的改变。血栓一旦脱落，进入肺部，可出现呼吸困难、胸痛、咯血、血压下降，严重时可危及生命。

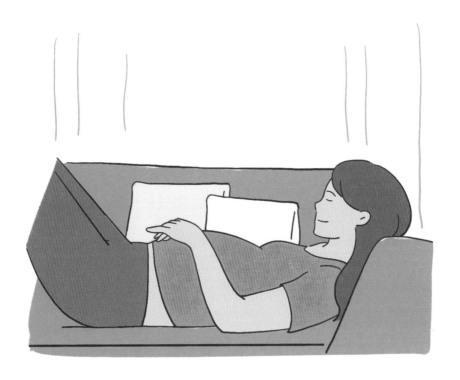

为何"贵妃躺"会导致血栓形成?

1. 女性妊娠后血容量增加，血流缓慢，凝血因子增加，抗凝蛋白活性降低，使孕妇血液处于高凝状态。

2. 增大的子宫还会压迫下腔静脉影响血液回流导致血流瘀滞。

3. "贵妃躺"还会造成孕妇妊娠期体重增加过多、血脂增高，血液黏度增加，增加血栓形成的风险。

4. 妊娠期并发症如子痫前期、胎盘早剥、感染、手术创伤等均可促使凝血物质大量释放，诱发凝血功能亢进；生完孩子后长时间卧床、活动少，使产褥期女性发生下肢深静脉血栓（DVT）的风险大大增加。

如何预防深静脉血栓和肺栓塞呢?

首先，妊娠期要杜绝"贵妃躺"。

如果没有先兆流产、先兆早产、阴道流血、胎膜早破、宫颈功能不全、严重的心肺疾病等，孕妇宜进行适当的活动，包括散步、健身操、快走、游泳、瑜伽等。

其次，阴道分娩的产妇，产后 6~12 小时应尽早下床做些轻微活动。剖宫产术后的产妇应在床上活动，多翻身，术后尽早下床活动，杜绝"贵妃躺"。适当的活动既可增加血液循环，促进子宫复旧及伤口愈合，又可以防止血栓形成。

如果病情不允许下床活动者，应勤翻身并按摩下肢，进行下肢气压泵治疗，促进静脉回流。

孕产妇日常应该多饮水，多吃蔬菜、水果及清淡、低脂、易消化的食物，既可保持大便通畅，预防血液黏稠，又可降低血栓发生的风险。

蒋玉蓉

小心妊娠期皮肤瘙痒!

孕妈妈在妊娠期出现皮肤瘙痒,往往以为是得了皮肤病或是对花粉、食物过敏等。

其实,妊娠期皮肤瘙痒千万不可大意,这很可能是一种妊娠期特殊的并发症——妊娠肝内胆汁淤积症(ICP)。

ICP 有什么危害吗?

妊娠期会出现皮肤瘙痒,开始是手心、脚心痒,之后肚皮、脸上痒,白天瘙痒轻,晚上瘙痒重,睡也睡不着。有的孕妈妈还会出现黄疸、皮肤抓痕,有的会有恶心呕吐以及食欲缺乏等表现。分娩后皮肤瘙痒等症状可以快速消退。妊娠期抽血检查会发现血清中胆汁酸升高。

升高的胆汁酸可以沉积在胎盘,导致胎盘功能减退,可引起脐带的异常收缩,还对宝宝的心脏产生毒性作用,往往导致胎儿缺氧、早产、羊水胎粪污染,不可预料的胎死宫内、新生儿颅内出血。

因此,各位孕妈妈一旦出现皮肤瘙痒、黄疸等表现,应当及时就医,抽血检查血清胆汁酸的水平。如果确诊为 ICP,需要在医生的指导下服用相关药物(如熊去氧胆酸等)进行治疗。妊娠期需要通过数胎动、定期产检、胎心监护、超声检查等方法,严密监测胎儿宫内情况。

ICP 可以阴道分娩吗?

一般来说,对于轻度 ICP,可以自然分娩,但是要严密监测分娩的过程,如果产程中出现胎心异常或产程进展不顺利,可能需及时转剖宫产。对于患重度 ICP 的孕妈妈,为了宝宝的安全,医生往往会建议剖宫产。

蒋玉蓉

子宫会像气球一样"爆炸"吗?

妊娠后,子宫会逐渐增大,至足月时其容量是非妊娠期的500~1000倍。就像一个逐渐吹大的气球,壁越来越薄。但不至于像气球一样"爆炸"。

但也有例外……

什么是子宫破裂?

子宫破裂是指在妊娠晚期或者分娩期子宫发生破裂,是直接危及产妇及胎儿生命的严重并发症。

引起子宫破裂的危险因素有哪些?

1. 子宫手术史(瘢痕子宫)是近年来子宫破裂的常见原因。如剖宫产术、子宫肌瘤切除术、子宫腺肌瘤挖除术、宫角切除术、子宫成形术。

2. 难产,如胎位异常、骨盆狭窄、软产道梗阻、巨大儿或者胎儿畸形等。

3. 子宫发育异常,如子宫畸形。

4. 产科手术损伤或多次宫腔操作均可引起子宫损伤。

5. 催产、引产药物使用不当或孕妇对药物过于敏感致子宫收缩过强所致。

有什么办法避免子宫破裂吗?

1. 减少不必要的剖宫产,既往有剖宫产术史的孕妇再次妊娠时,发生子宫破裂的风险倍增。

2. 定期产检可以及时发现和治疗一些妊娠相关疾病,可以对孕妇及胎儿的体重进行合理管理,避免出现巨大儿,引起梗阻性难产,导致子宫破裂。

3. 妊娠期加强保健，对有子宫破裂高危因素的孕妇，要提前住院待产。

4. 避孕很重要。宫角妊娠或输卵管质部妊娠手术时可能导致子宫角损伤，宫腔镜手术和既往多次人工流产手术史会造成子宫内膜甚至子宫肌层损伤，这些都可能导致子宫发生破裂。尽量做好避孕措施。

已经是瘢痕子宫或者发生过子宫破裂的女性还能再怀孕生宝宝吗？

当然是可以的。但是需要做到以下几点。

1. 选择合适的受孕时间　对于行剖宫产的女性，最好避孕 2~3 年后再受孕，而对于有其他的妇科手术史的女性，建议遵循妇科医生的建议。

2. 孕前咨询　在准备妊娠前向产科医生咨询并详细告知病史，切勿刻意向医生隐瞒病情。对于曾经有过子宫破裂情况的女性，还应充分了解子宫破口具体的位置，子宫修补术后恢复的情况，评估再次妊娠的风险，在权衡利弊后，与医生共同制订未来的妊娠计划。

3. 定期产检　妊娠早期间可以通过 B 超了解孕囊着床位置，若着床在子宫瘢痕处，原则上不建议继续妊娠。妊娠中期、晚期需通过定期的 B 超监测，及时发现异常。对于曾经有过子宫破裂情况的女性，建议到当地危重孕产妇救治中心分娩。

在妊娠期间出现腹痛、阴道流血、血尿、瘢痕处疼痛等，应及时到医院就诊。

温馨提示：子宫破裂严重威胁母婴生命安全，瘢痕子宫是发生子宫破裂的主要原因。因此，减少不必要的剖宫产是减少子宫破裂最为重要的环节。

谢琦

妊娠期血脂高？大麻烦！

张女士孕 34 周, 突然出现上腹持续性疼痛, 伴恶心、呕吐、发热, 来到医院急诊。

经过全面检查, 张女士淀粉酶明显增高, 尿淀粉酶高达 6 000 U/L; 甘油三酯高达 48 mmol/L, 是正常人的 30 倍, CT 检查发现胰腺明显增大, 确诊为"妊娠合并急性胰腺炎"。

立即行紧急剖宫产手术, 术后积极治疗胰腺炎, 通过血浆置换快速降低血脂, 母婴转危为安。

张女士纳闷了, 自己怎么突然得了胰腺炎呢?

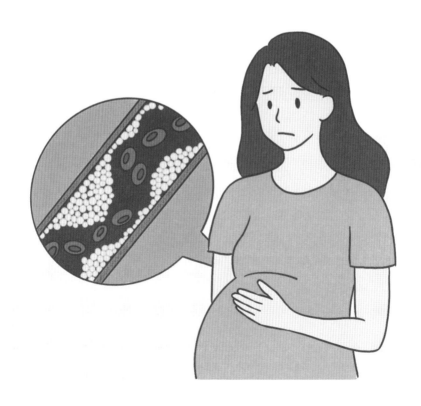

妊娠期为什么会得胰腺炎？

医生告诉张女士：妊娠合并胰腺炎多发于妊娠中晚期，由于子宫增大，机械性压迫十二指肠及胆道；妊娠期受雌激素、孕激素等多种激素影响，体内物质代谢发生变化，胆固醇和甘油三酯明显升高；高蛋白、高脂饮食刺激胰腺过度分泌，再加上孕妇血黏稠度高，胰腺微循环发生障碍是妊娠合并胰腺炎的高危因素。

妊娠合并胰腺炎的危害

胰腺炎可刺激子宫收缩，导致流产、早产、胎儿窘迫、胎死宫内，严重的可导致孕产妇出现感染、呼吸衰竭、全身炎症反应综合征、多器官功能障碍综合征、脓毒症、休克，危及生命。

妊娠合并胰腺炎的预防

妊娠合并胰腺炎危害大，建议所有的孕产妇妊娠期一定要健康合理饮食，不能暴饮暴食，不能进食过多油腻食物，妊娠期规范产检，定期监测血脂水平。

如果出现上腹疼痛、恶心、呕吐、发热等症状，一定要及时就医，避免发生严重后果。

蒋玉蓉

如何预防乙肝病毒的母婴传播,你知道吗?

中国是一个乙型肝炎（以下简称乙肝）大国，目前我国育龄期女性乙肝的患者占比为 5%~6%。乙型肝炎病毒（hepatitis B virus，HBV）母婴传播是我国慢性乙型肝炎的主要原因。

如何有效地预防 HBV 的母婴传播呢?

对于计划妊娠的女性，建议妊娠前要进行乙肝血清学指标的检查。对已经妊娠的女性，我国规定第一次产检时要进行乙肝血清学指标检测（此检测免费），通过这个指标可判断有无 HBV 感染和对乙肝有无免疫力。

我们俗称的"乙肝两对半"，包括乙型肝炎表面抗原（HBsAg）、乙型肝炎表面抗体（HBsAb）、乙型肝炎 e 抗原（HBeAg）、乙型肝炎 e 抗体（HBeAb）及乙型肝炎核心抗体（HBcAb）。HBsAg 阳性说明有 HBV 感染，HBeAg 阳性说明体内乙肝病毒水平高；HBsAb 阳性说明对乙肝具有保护力。如果孕妇检查乙肝血清学指标阳性，医生会给孕妇再抽血查乙肝病毒载量（HBV DNA）水平，以及做肝胆 B 超检查排除肝纤维化、肝硬化、肝癌等病变。对于已经确诊慢性 HBV 感染的女性，计划妊娠前一定要由感染科医生评估其肝脏的功能和全身状况，如果有肝功能异常或存在肝纤维化或肝硬化，建议暂缓妊娠。

孕妇患有乙肝一定会导致胎儿宫内感染吗?

其实 HBV 不会引起胎盘损伤，通常也不能通过胎盘，所以真正的宫内感染比较罕见。

孕妇没有乙肝,但是丈夫为乙肝患者,是否会感染胎儿呢?

其实乙肝男性患者，精液中可能存在乙肝病毒，但精子细胞中无病毒，精液中的病毒也不能感染卵母细胞，所以丈夫为乙肝患者不会引起子代感染。

如何预防 HBV 的母婴传播呢？

　　HBV 母婴传播最重要的危险因素是看孕妇是否为高病毒水平。对于 HBV DNA 水平 $>2 \times 10^5$ IU/mL 或 HBeAg 阳性即代表高病毒水平，可以在妊娠晚期（妊娠 28~32 周）开始服用抗病毒药物预防母婴传播。抗病毒药物建议服用替诺福韦酯。大多数学者认为妊娠期服用这些药物，对胎儿比较安全，所以孕妈妈不用太过担心。

剖宫产可以减少 HBV 母婴传播吗？

　　许多研究发现，剖宫产术分娩和自然分娩的新生儿HBV感染率并没有什么差异。因此，并不建议为了预防HBV母婴传播而选择剖宫产术。

宝宝出生后如何阻断母婴传播呢？

　　HBsAg 阳性孕妇，分娩过程中新生儿已经接触到含有母亲 HBV 的血液、羊水或阴道分泌物，出生后必须尽快注射乙肝免疫球蛋白联合乙肝疫苗，这是预防母婴传播的关键。乙肝免疫球蛋白注射后 15~30 分钟即开始发挥保护作用，足月儿注射一次就可以了，早产儿需要注射两次。足月儿乙肝疫苗需要注射 3 次，分别是出生时、1 月龄、6 月龄时。早产儿乙肝疫苗则是 4 针方案，分别是出生 12 小时内、1 月龄、2 月龄和 7 月龄时。如果宝宝有发热、咳嗽、腹泻或其他部位感染、不明原因烦躁、哭闹、拒奶、睡眠不佳等，可延期接种，待宝宝恢复健康后 1 周再注射乙肝疫苗。

　　妊娠期规范产检、妊娠期根据情况使用抗病毒药物、新生儿出生后尽早联合应用乙肝免疫球蛋白和乙肝疫苗，就可以有效阻断母婴传播。

蒋玉蓉

羊水不够，喝水来凑

小丽孕 33 周的时候到医院做 B 超发现羊水少，怎么办呢？医生建议她多喝水。俗话说吃啥补啥，羊水不够喝水来凑。这真的管用吗？

还真的有用！

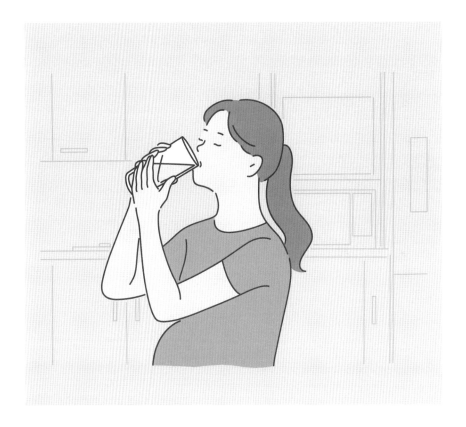

什么是羊水过少？

羊水过少是指妊娠晚期羊水量小于 300 mL 者，妊娠晚期 B 超测量羊水最大暗区垂直深度（AFV）≤ 2 cm 或羊水指数（AFI）≤ 5 cm。

羊水从哪里来？有什么功能？

羊水是羊膜腔里的液体，自妊娠中晚期开始，羊水主要由胎儿尿液及肺泡组织液组成，羊膜、脐带、胎儿皮肤也可以渗出少量液体形成羊水。胎儿吞咽是羊水吸收的主要途径，胎盘、脐带和胎儿表面皮肤也可吸收部分羊水。

羊水可以保护胎儿生长发育，避免胎儿及脐带受到挤压，以免发生胎儿宫内缺氧。早期羊水过少可导致胎儿肺部发育障碍及肢体畸形，羊水过少会引起胎动带来的不适感，晚期羊水过少可导致胎粪污染、早产、胎儿生长受限及增加胎儿死亡的风险，同时导致剖宫产率的增加。

哪些原因可以导致羊水过少？

胎膜早破是羊水过少的常见原因，另外还有母体脱水、妊娠期高血压疾病、肾脏疾病以及服用影响胎儿肾脏功能的药物、胎盘功能减退、胎儿染色体异常、宫内感染、胎儿先天畸形、特发性羊水过少等原因。

喝水能增加羊水量吗？

1. 对于羊水过少的孕妇首先要排除胎膜早破、胎盘功能减退、胎儿发育畸形等病因，饮水疗法对部分孕妇是有效的。

2. 通常建议孕妇采用饮水疗法，即 2 小时内喝水 2 000 mL，每天做一次这样的治疗即可，7 天后复查 B 超了解羊水情况。羊水过少的孕妇一定要加强产检，增加胎动监测次数。

潘华

羊水胎粪污染能顺产吗？

早期妊娠羊水为无色澄清液体，妊娠足月时羊水略混浊、不透明，可呈乳白色。绿染的羊水通常被称为羊水胎粪污染。羊水胎粪污染被认为是新生儿缺氧缺血性脑病、新生儿败血症、新生儿癫痫、胎粪吸入综合征、脑瘫的危险因素，因而孕妈妈们看到羊水变绿了就担心宝宝会缺氧，从而变得十分紧张。

羊水胎粪污染一定是宝宝缺氧吗？

实际上羊水胎粪污染并不一定是因为胎儿缺氧了。羊水胎粪污染的发生率可随孕周的增加而增加，妊娠 40 周时，羊水胎粪污染的发生率为 19.6%，42 周时可达 26.9%；羊水胎粪污染还与足月和早产羊膜腔微生物入侵有关，另外还有部分羊水胎粪污染的原因尚不清楚。

羊水胎粪污染分几度？

羊水胎粪污染分Ⅰ~Ⅲ度。Ⅰ度羊水呈浅绿色，Ⅱ度羊水呈黄绿色、浑浊，Ⅲ度羊水呈棕黄色、稠厚。

羊水胎粪污染需要剖宫产吗？

羊水胎粪污染并不是绝对剖宫产指征，发现羊水胎粪污染时医生会结合羊水性状、B 超、胎心监护、产程进展等综合判断是否需要剖宫产。

如果胎心监护好，一部分羊水胎粪污染的孕妇是可以经阴道分娩的，但在阴道试产过程中医护人员会加强监护以保障母婴安全。如果胎心监护异常，提示胎儿存在宫内缺氧的情况，建议行剖宫产终止妊娠，以免发生胎粪吸入综合征、新生儿窒息等不良结局。

李慧

人生而不能躺平：
宝宝在妈妈宫内的姿势

在妈妈肚子里，宝宝摆出的姿势，五花八门。

横位、臀位、头位

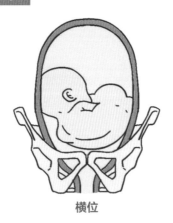

横位

宝宝横在母体内，躺平很舒服？

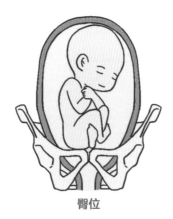

臀位

宝宝头在上，屁股在下，坐着也很舒服？

这些看上去很舒服的姿势（横位和臀位），其实都是异常的胎位。

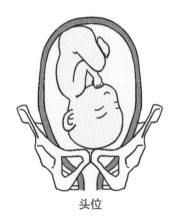

头位

宝宝头朝下倒立在孕妈妈肚子里，我们称为头位。大部分头位宝宝胎方位为枕前位，这些宝宝保持着胎头俯屈使得下颌贴近胸壁、四肢屈曲交叉于胸腹前、背部朝向妈妈腹部趴在孕妈妈肚子里的姿势，这是最易于顺利分娩的胎方位。但是有一小部分的头位也属于异常胎方位，如枕后位（和枕前位类似的姿势，但是胎儿背部朝向妈妈的脊柱）、面先露（胎头极度仰伸）、高直位（胎头既不俯屈也不仰伸）、不均倾位（宝宝歪着脖子侧屈）等，这些异常胎方位均会影响宝宝顺利娩出。

胎位不正一定需要剖宫产吗？

妊娠晚期，绝大多数的宝宝都处于枕前位，部分宝宝因为孕妈妈的骨盆异常、子宫畸形或者羊水量异常等造成胎位不正。大大增加顺产的难度，但并不是所有的胎位不正都需要剖宫产。

分娩前，医生会仔细评估各位孕妈妈是否具备顺产条件，当具备顺产条件时，我们可以通过改变孕妈妈的体位、手转胎位、外倒转等方法来改变宝宝的胎位，帮助孕妈妈们顺利阴道分娩。

"雪娃娃",罕见胎儿反向输血
——胎母输血综合征

我们都知道,十月怀胎,一朝分娩,宝宝在妈妈体内一天天地长大,是妈妈一天天通过胎盘的血管将自身的血液、氧气、营养成分等供给宝宝,形成"爱的供养"。然而却有小部分的胎儿,反其道而行,他们将自身的血液输送给妈妈,导致出生时全身非常苍白,贫血严重,我们称之为"雪娃娃"。这是胎儿的反哺吗?当然不是,这是产科一种罕见的疾病——胎母输血综合征。

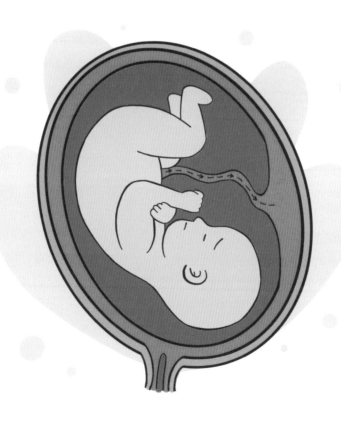

什么是胎母输血综合征?

胎母输血可以作为一种生理现象存在于妊娠期和分娩期,一定量的胎儿红细胞通过破损的绒毛间隙流入母体血液循环。通常胎儿输送给妈妈的血量小于 15 mL,不会引起不良后果。但当胎儿输送给妈妈的血量超过 30 mL 会引起胎儿贫血或母体溶血性输血反应,称为胎母输血综合征。胎儿失血量超过 80 mL 或达胎儿血液容量的 20%(胎儿血容量约 100 mL/kg,失血量达 20 mL/kg)可引起胎死宫内。

它有什么表现呢?

该疾病临床表现非常隐匿,几乎无特异性表现,很多情况下仅表现为胎动减少或消失,胎心监护图形呈正弦波形,超声也可发现胎儿水肿或是宝宝大脑中动脉血流明显增快。孕妈妈接受宝宝的输血后通常没有症状,极少数孕妈妈会发生溶血性输血反应,如恶心、呕吐、发热、寒颤等。因此在多数情况下无法做出早期诊断及预防。

分娩后新生儿可表现为贫血、皮肤苍白、窒息、反应低下、呼吸窘迫、休克、肝脾肿大等,如果不及时输血抢救,新生儿死亡率可高达 50%。

如此严重,孕妈妈该怎么预防呢?

在此,产科医生提醒孕妈妈,妊娠期一定要规范产检,要学会计数胎动。胎动减少或者胎动频繁,都有可能提示胎儿情况异常,需及时就诊。一旦确诊胎母输血综合征,需要积极处理,可依据孕周及病情严重程度决定。宝宝孕周小且贫血严重,可以考虑进行宫内输血治疗,适当延长孕周,待宝宝成熟,接近足月则会建议积极剖宫产终止妊娠。

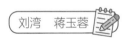

刘湾　蒋玉蓉

都是胎盘惹的祸

胎盘介于胎儿与母体之间，是维持胎儿宫内生命及生长发育的重要器官。因此，胎盘发生异常情况时，会对宝宝和母体造成严重的危害。

胎盘早剥

正常情况下，宝宝出生后胎盘才会和子宫壁分离，不过有些胎盘特别着急，在宝宝分娩前就提前从子宫壁上剥离，我们称之为胎盘早剥。胎盘早剥发病率约为1%，是一种严重的产科并发症，疾病发展迅猛，若不及时处理，可导致胎儿急性缺氧甚至胎死宫内，还可导致孕妇子宫胎盘卒中、大出血、凝血功能障碍、肾功能障碍等危及生命。

前置胎盘

正常胎盘附着在子宫壁的中上段，但有的胎盘附着在子宫下段，下缘达到甚至覆盖宫颈内口（也就是宝宝分娩时的出口），我们称之为前置胎盘。前置胎盘可以导致孕妇妊娠期或分娩时反复大量的阴道流血，增加孕妇及胎儿感染的机会，出血多时还可致孕妇失血性贫血、休克、凝血功能障碍、胎儿窘迫甚至是缺氧死亡等，也是妊娠期严重并发症之一。

植入性胎盘

有些胎盘深深长入子宫壁肌层，宝宝出生后迟迟不能与子宫壁分离，我们称之为植入性胎盘。人工流产、宫腔操作、剖宫产、感染、高龄等均可导致植入性胎盘。植入性胎盘可导致严重产后出血，甚至最后只能行子宫切除术。

胎盘绒毛膜血管瘤

胎盘绕毛膜血管瘤是常见的胎盘良性肿瘤，主要由异常增生的血管和结缔组织组成，大多数瘤体小，无症状。大的胎盘绒毛膜血管瘤可能导致羊水过多、胎儿贫血、胎儿水肿、胎儿心衰、胎儿生长受限，甚至胎死宫内。

胎盘是怀孕后才有的特殊器官，但是它也可以生病长肿瘤。胎盘绒毛膜血管瘤是因为血管瘤内部形成动脉和静脉的吻合支，导致孕妈妈的血液进入胎盘后又直接从这些吻合支运送回孕妈妈体内，造成胎儿的供血量下降，影响胎儿的发育甚至胎儿心力衰竭。

小胎盘

妊娠足月的胎盘呈圆形或者椭圆形，重 450~650 g，足月后胎盘重量小于 400 g 时称为小胎盘。胎盘越小，宝宝就越难从妈妈体内获取足够的营养，生长的速度自然就慢甚至是停止生长，甚至出现胎儿窘迫或胎死宫内。

温馨提醒：准妈妈们不用过于紧张，妊娠期要按照规范定期产检，密切关注胎动，注意阴道流血及腹痛等不适症状，出现异常情况及时就诊。

李慧

原来是脐带脱垂惹的祸

"你好，手术室，这里是产一科，我们有个脐带脱垂的孕妇，需即刻剖宫产，请立即准备。"杨医生跪在孕妇的床尾，右手抵在孕妇的阴道内上推胎头，小心翼翼地护着阵阵搏动的脐带，其他的医务人员火速将孕妇转运到手术室，实施即刻剖宫产。

数分钟后，一声响亮的啼哭，孩子出生了，大家悬着的心都放松了……

我们常说"母子连心，血浓于水"，母亲跟孩子的亲密关系就是与生俱来的。在胚胎孕育的初始，脐带就将宝宝与妈妈紧密联系在一起。

脐带是什么？

脐带是连接胎儿与胎盘的条索状组织，胎儿借助脐带悬浮于羊水中。足月妊娠的脐带长 30~100 cm，平均约 55 cm，直径 0.8~2.0 cm。脐带内有一条脐静脉，两条脐动脉，是母体与胎儿气体交换、营养物质供应和代谢产物排出的重要通道。

脐带脱垂是什么？

脐带脱垂，就是胎膜破裂后，脐带脱出于宫颈口外，降到阴道内甚至露出到外阴部。脐带脱垂通常见于胎先露未入盆或胎位不正，先露和宫口不能很好贴合，存在一定的空隙，在胎膜破裂时，脐带容易脱出宫口外，这时脐带会受压，脐血管的血流就会短暂或者长期中断，引起胎儿缺氧，甚至胎心音消失。若脐带血液循环阻断超过 7~8 分钟，可胎死宫内。

什么情况容易出现脐带脱垂?

1. 头先露,但胎头未衔接对,如头盆不称、胎头入盆困难。

2. 胎位异常,如臀先露、肩先露。

3. 胎儿过小或羊水过多。

4. 脐带过长。

5. 脐带附着异常及低置胎盘等。

脐带脱垂可以阴道分娩吗?

1. 如果孕妈妈宫口开全,胎头入盆,可行产钳助产,臀先露可以行臀牵引术尽快分娩出宝宝。

2. 如果宫口未开全,医生会用手上推胎儿先露以免压迫脐带,同时尽快剖宫产娩出宝宝。

脐带脱垂如何预防?

妊娠晚期或临产后,可以通过超声检查发现有无脐带先露。如果已经临产,但胎头迟迟入盆,建议不做或少做肛查或阴道检查,胎膜已破但胎头未入盆时,建议不要下床活动,以免发生脐带脱垂。

李青

孕妈妈与新冠疫苗那些事

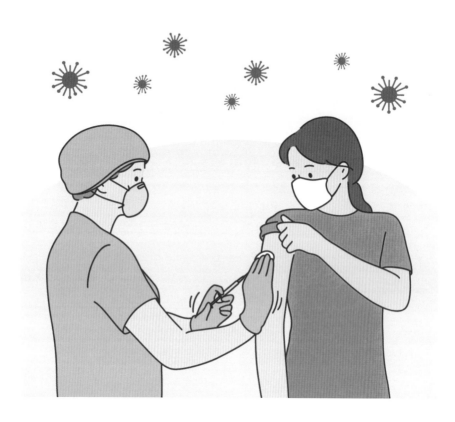

新冠疫苗有什么作用？

新冠疫苗可以刺激人体产生保护性抗体，可以识别、中和或杀灭未来接触的新型冠状病毒，可以防止患病和发展为危重症患者。

接种新冠疫苗效果好吗？

数据表明，接种我国的新冠疫苗后，感染新型冠状病毒后出现严重症状概率低于 50%，住院概率明显下降。

那孕妈妈应该怎么做呢？

1. 如接种新冠疫苗后发现妊娠，不要惊慌，也不必终止妊娠。我国目前生产的疫苗成分对胎儿而言是相对比较安全的，但必须做好妊娠期检查和出生后的新生儿随访。如果接种第一针疫苗后发现妊娠，建议暂缓后续接种直至分娩，产后完成疫苗补种。

2. 产后可以接种新冠疫苗，也可继续母乳喂养。

3. 计划做试管婴儿的女性建议先完成新冠疫苗接种，2个月后再开展辅助生殖助孕（包含取精、促排卵、胚胎移植）等。

4. 妊娠期女性抵抗力下降，是新型冠状病毒感染的高危人群。接种疫苗后仍然要戴口罩、勤洗手，尽量不去人多拥挤的地方，做好各种防护措施。

5. 妊娠期接种新冠疫苗的长期安全性证据不足。目前建议妊娠期暂缓接种疫苗，分娩后再完成接种。

6. 孕妇存在高感染风险时，其接种的益处可能超过风险，建议接种灭活疫苗，妊娠早期、妊娠中期、妊娠晚期均可接种。

丈夫接种新冠疫苗会对胎儿有影响吗？

男性接种新冠疫苗后，不影响精子质量。无需担心丈夫接种新冠疫苗对妊娠的影响。

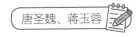

唐圣魏、蒋玉蓉

解决妊娠期便秘的"六大法宝"

妊娠期便秘比较常见，面对妊娠期便秘这件困扰又尴尬的"大事"，孕妈妈们该如何是好？

孕妈妈为什么容易便秘？

妊娠之后，孕妈妈子宫慢慢增大，压迫肠道，肠蠕动减慢，加之孕妈妈运动量减少，且妊娠期的多种激素也会使得肠蠕动减慢，所以容易引起便秘。如果长期宿便积累，会导致腹胀腹痛，严重者会导致流产、早产。

孕妈妈便秘的"六大法宝"

1. 多喝水　每天至少喝 1 500~2 000 mL 水。多喝水可以改善肠胃功能，使肠道中的大便不再干燥，自然就可以更好地排出体外。

2. 改善饮食习惯　不要吃辛辣刺激、油腻的食物，多吃一些纤维素多的果蔬杂粮，比如芹菜、南瓜、绿叶菜、木耳、香菇、西蓝花、火龙果、梨、百香果、燕麦、杂豆、糙米等。很多人认为香蕉可以润肠通便，但没有熟透的香蕉多含鞣酸，会抑制肠蠕动加重便秘，所以要吃熟透的香蕉。

3. 适当运动　孕妈妈如身体状况允许，建议适当运动，如散步、瑜伽、做轻松的家务，可以促进肠道蠕动，预防和减轻便秘。部分孕妈妈因为胎膜早破、先兆流产、先兆早产、前置胎盘出血等情况进行保胎治疗，如果在保胎卧床休息的时间内，无法通过增加运动缓解便秘时，只能通过食疗及药物缓解便秘症状。

4. 养成良好的排便习惯　每天早上起来空腹喝一杯温开水，每天在固定时间排便，建议清晨或餐后 2 小时排便，不要在厕所玩手机，蹲厕所不要超过 10 分钟。不要给自己太大的压力，保持充足的睡眠，保持良好的心态也是缓解便秘的方法之一。

5 补充纤维素、益生菌　如果便秘严重，可以补充一些乳果糖口服液、纤维素或者益生菌，但要在医生的指导下使用。一般不建议自行使用开塞露，如果其他方法效果不佳，可以在医生指导下酌情使用。

6.及时就医　如果孕妈妈们便秘症状严重，应及时前往医院就诊，明确病因，遵医嘱用药。切勿在未明确病因时擅自用药，造成不良后果。

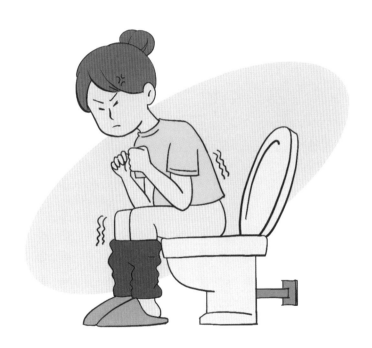

谭雅芳

孕妈妈视力下降是怎么回事？

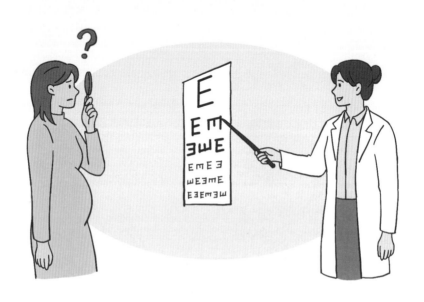

　　孕妈妈妊娠后会出现轻度视物模糊的情况，这是因为妊娠期体内的激素水平改变导致角膜轻度水肿，有时孕妈妈还易出现眼睛分泌物增多、眼睛发红、流泪等症状。

　　妊娠期孕妈妈平时注意做好眼部护理就可以了，不要用眼过度，尽可能减少看电视、使用电脑和手机的时间，并做好眼部的清洁和保健。

　　如果妊娠期视物模糊或视力下降严重，要警惕出现一些病理性变化，及时就医。

妊娠期高血压疾病引起视力下降

妊娠期高血压疾病主要的病理变化是全身小动脉痉挛。病变容易累及眼底视网膜。早期不影响视力，后期出现眼底动脉痉挛、变窄甚至硬化等，严重者可能出现眼底渗出、出血、视网膜剥离等，导致视力下降或失明。因此孕妈妈一定要准时产检，控制其血压不超过130~140/80~90 mmHg。

糖尿病引起视力下降

糖尿病患者如果血糖控制欠佳，持续血糖升高，会使得眼球晶状体代谢异常，导致晶体混浊，也可以引起视网膜毛细血管壁损伤，导致视网膜病变及视力下降。因此对于计划妊娠的女性，妊娠前要进行眼底检查，了解视网膜是否出现病变，整个妊娠期要将血糖控制在理想水平。

垂体肿瘤引起视力下降

有些女性妊娠前患有垂体肿瘤，到妊娠期垂体肿瘤增大时，可能会出现头痛、眼花、视野缺损、视力下降、动眼神经麻痹等症状。此时应及时就医，完善 MRI 等检查，并由医生决定进一步治疗方案。

吴珊

癌症妈妈的"一路生花"

一听到癌症两个字就让人瑟瑟发抖，近年来由于妊娠年龄的推迟及癌症的年轻化，有一小部分育龄女性妊娠时发现恶性肿瘤，一边是对新生命的期待，一边是自身生命遭遇危机。这不仅是对孕妈妈的考验，也是对医生的挑战。

孩子还能不能要？癌症在妊娠期怎么治？放化疗对孩子有没有影响？妊娠期怎么产检？分娩时是顺产还是剖宫产？

妊娠期间诊断出癌症必须放弃妊娠吗？

不同的癌症类型分期、治疗方案、妊娠孕周都会有所不同，产科医生会与肿瘤科、遗传科、超声科及新生儿科医生协商。因为每一个生命都值得被尊重而不应该随意放弃。

癌症妊娠期治疗三原则

1. 尽可能地维护孕妈妈的健康　孕妈妈的健康状况直接影响到宝宝的结局，多数的癌症治疗可能与非妊娠期治疗方案相同，医生一般会选择创伤最小的方式来保护孕妈妈的健康。

2. 尽可能保护胎儿免受肿瘤治疗的影响　这涉及手术方案及时机、化疗时机及化疗药物的选择。妊娠前 3 个月尽量避免手术，以免增加流产风险；另外，此阶段正值胎儿各个器官分化发育关键时期，放化疗也不建议在此阶段进行，以免引起胎儿畸形。孕 14 周以后的手术及化疗对胎儿是相对安全的。但妊娠中晚期化疗对胎儿的中枢神经、性腺等系统仍可能造成损伤。放疗对胎儿危害较大，除非紧急情况，尽量延迟至分娩后。

3. 尽可能获得较大孕周的宝宝　在最大限度保护孕妈妈健康的同

时延长孕周，以获得较为成熟的宝宝是每个妈妈也是每个医生的愿望，在整个妊娠期，多个学科医生合作会为母婴安全提供保障。

妊娠期管理

医生会针对患癌症孕妈妈的具体情况制订个体化的妊娠期产检方案。妊娠期产检要关注癌症病情是否稳定，妊娠期是否出现手术或化疗导致的并发症，孕妈妈有无出现妊娠期特有的并发症以及胎儿生长发育情况等。由于癌症的困扰及对胎儿的担忧，孕妈妈的心情可能波动会很大，这需要准爸爸、家庭成员的支持及医生的鼓励，来帮助孕妈妈度过艰难的时刻。

分娩时机及方式选择

由于孕妈妈病情的影响，多数胎儿会出现自发性早产或医源性早产。妊娠合并癌症不是绝对的剖宫产指征，但是终止妊娠时机和终止妊娠方式应由医生综合评估决定。因此孕妈妈要树立战胜病魔的信心，在医护人员的保驾护航下，癌症妈妈也能"一路生花"。

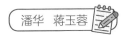

潘华 蒋玉蓉

胎儿发育异常之小头畸形

医生，我宝宝头小能要吗？

医生，我宝宝头小影响智力吗？

小头畸形指胎儿或婴儿头围明显小于同性别、同年龄或同孕周的其他胎儿或婴儿。胎儿小头畸形一般提示脑部发育存在异常，并与一系列神经后遗症相关，如癫痫、脑瘫、智力障碍等。

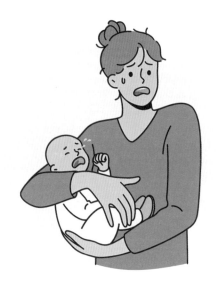

什么因素导致宝宝小头呢？

病因中基因异常及遗传因素约占一半；围生期胎儿宫内感染是胎儿小头畸形的一个重要原因，先天性巨细胞病毒感染最常见，其他常见的感染包括弓形虫、风疹病毒、梅毒和寨卡病毒等；或者母亲在妊娠期有重金属或其他毒物接触史，如砷、汞、酒精或放射性物质等；妊娠期吸烟；围生期胎儿脑部受过损伤（缺氧、缺血或创伤）等。

胎儿头小，接下来怎么办呢？

我们需要尽快寻求医生的帮助，尽早完善评估。

1. 核实孕周。

2. 询问母亲用药史及手术史，包括外伤史、出血史、感染和致畸形物质接触史等。

3. 询问直系三代内的家族史，测量父母的头围。

4. 进一步详细的胎儿超声检查，再次评估及确认之前的头围测量值，重点关注脑部影像（脑血管异常、脑室扩大、钙化、出血等）。

5. 行 TORCH 筛查，特别警惕先天性巨细胞病毒感染，根据流行病学史及寨卡病毒综合征行寨卡病毒检测。

6. 当超声检查发现胎儿头围小于 4SD，或低于 3SD 且发现其他脑外畸形时，应行胎儿 MRI 检查，时间以 28~32 周最理想。

7. 建议行胎儿产前诊断，排查染色体异常或基因异常。

8. 选择继续妊娠者定期检查，动态复查超声，监测胎儿头部生长曲线、脑部疾病的发展及胎儿健康情况。

总而言之，产前胎儿小头畸形的诊断需谨慎，积极寻找病因的同时，充分评估胎儿预后。对其的处理与治疗通常联合产科、超声科、放射科、遗传科、小儿神经专科医生多学科会诊，为孕妈妈提供尽可能全面的咨询信息，并随访新生儿结局。所以当发现宝宝头小时，孕妈妈先不慌，找对医生最重要。

吴珊

胎儿发育异常之多指畸形

什么是多指畸形?

多指畸形又称重复指,意指除了正常手指外有另外赘生指畸形,就是人们常说的多长了一个或几个手指。常与短指、并指等畸形同时存在。

为什么发生多指呢?

多指畸形是一种先天性疾病,是从母体中带来的,主要诱发因素有遗传因素(如基因突变、家族遗传等)和环境因素(如妊娠早期接触放射线、营养物质缺乏),或者孕妇吸烟、吸毒等。

多指畸形分型

1. 软组织多指　多指仅有软组织赘生物,没有骨、肌腱等。

2. 单纯多指　多指中含有骨、肌腱和血管神经束与正常手指相连,是一个功能缺陷的手指。

3. 重复性多指　为真正的重复,不仅含有骨、肌腱等,还包括掌骨孪生,是完整的外生手指及掌骨。

多指畸形会影响智力发育吗?

多指畸形多数情况下不会影响智力发育,但会影响美观和身心发育,建议重视多指畸形。根据多指情况,尽早选择小儿手外科医生治疗,多指的手术时机一般选择出生后 6~16 个月。术后加强护理和宝宝手功能锻炼。

吴珊

解密产科"第一杀手"——羊水栓塞

什么是羊水栓塞？危害大吗？

通俗地说，羊水栓塞就是羊水跑到了妈妈的血液循环系统中而造成的大麻烦，引起母体急性肺栓塞、呼吸骤停、心力衰竭、心搏骤停、弥散性血管内凝血、肾衰竭或猝死等严重的分娩期并发症。

羊水栓塞的发生率极低，但羊水栓塞的致死率高达 19%~86%，绝对属于产科"第一杀手"！

羊水栓塞有什么特点？

1. 起病急　羊水栓塞起病急骤，来势凶险。

20% 发生在剖宫产时，10% 发生在妊娠中期引产时，70% 发生在羊膜腔穿刺或外伤时。

2. 有征兆　30%~40% 的患者发病前会有呼吸急促、胸痛、憋气、寒战、呛咳、心慌、恶心呕吐、烦躁、濒死感。一旦出现上述症状要及时告诉医生。

3. 危害大　一旦发生羊水栓塞，孕妇可能出现血压骤降、呼吸困难、呼吸心跳停止、凝血功能崩溃、胎儿急性缺氧等症状，因此它是威胁母婴生命的产科第一急症。

羊水栓塞的高危因素有哪些？

高龄初产、经产妇、羊水过多、多胎妊娠、急产、胎膜早破、子宫收缩过强、剖宫产、子宫破裂等。

羊水栓塞在身体内是怎么搞破坏的?

1.肺动脉高压　羊水进入孕妈妈的血液循环,会导致孕妈妈出现严重的过敏反应。羊水中的胎儿毳毛、角化上皮、胎脂、胎粪等有形物质,进入母体的血液循环,跑进了肺血管中,造成机械性堵塞,这就是肺栓塞。体内还会产生一些血管活性物质,它可以引起肺血管痉挛,导致肺动脉高压,引起心力衰竭、肺水肿,危及生命。肺栓塞可导致急性心力衰竭,心输出量减少,短时间内就可以导致休克。

2.大出血　　正常人体中凝血系统和抗凝系统处于动态平衡过程中,一旦发生羊水栓塞,就会快速打破这种平衡。孕妇体内会短时间内表现为血液高凝状态,之后快速转化为低凝状态,导致大出血,临床上可表现为子宫大量出血、剖宫产伤口出血、针眼出血、皮肤黏膜出血、血尿、消化道出血等。这种极端可怕的情况医学上叫作弥散性血管内凝血。

羊水栓塞虽然很可怕,但是发生率还是很低的。一旦发生,产科医生会立即启动急救流程,动用全院多学科的力量,与时间赛跑,同疾病抗争,为母婴保驾护航!

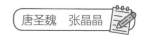
唐圣魏　张晶晶

胎动的小秘密, 孕妈妈知道吗?

胎动是一种怎样的体验? 门诊医生都会交代孕妈妈要注意胎动, 胎动的小秘密, 孕妈妈知道吗?

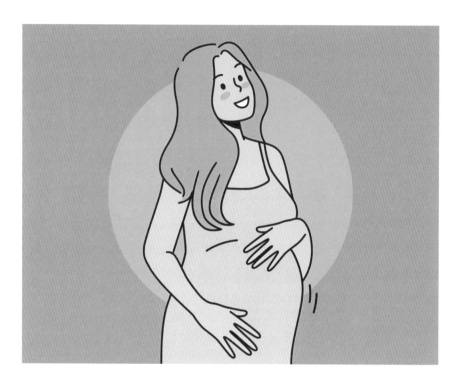

应该如何注意胎动呢?

首先我们要了解什么是胎动, 胎动有什么特点。胎动其实就是胎儿在孕妇子宫内各种形式的活动, 比如翻身、踢腿、伸手等。一般小孕周的胎动孕妇是没有感知的, 大部分初孕妇在18~20周能够感知胎动。刚开始的时候胎动都是比较轻柔, 像肠蠕动一样, 也有可能感觉像肚子里在冒泡泡, 随着宝宝长大, 胎动会慢慢地变得有力、有规律。

胎动的次数与很多因素相关。

生理性影响因素：如孕周的大小、孕妈妈的作息、情绪等，胎动往往有自己的频率，且胎动的频率或幅度同往常一致。

病理性影响因素：胎盘功能异常、脐带缠绕、打结、扭转、妊娠期合并症，如妊娠期高血压疾病、妊娠肝内胆汁淤积症、妊娠糖尿病等均可导致胎儿宫内缺氧，进而引起胎动异常增多或减少，需要高度重视。

我们应该怎样去计数胎动呢？

在妊娠 7 个月以后，可以每天数 3 次，早、中、晚各计数 1 小时。时间段一般可以选择在进餐后的 1 小时以内，安静状态下取坐位或者左侧卧位，1 分钟内的胎动算 1 次，连续胎动或在同一时刻感到多处胎动，只能算作 1 次，胎动完全停止后，再接着计数下次胎动。每小时的胎动次数一般不低于 3 次，12 小时明显胎动次数一般为 30 次以上。如果每小时胎动次数低于 3 次，就再重复数 1 小时，如果连续两小时都是低于 3 次，就需要来医院就诊，如果今天跟昨天相同时间段的胎动次数及力度有明显的改变，也应该引起重视，要去医院做进一步的检查。

李青

妊娠期碰上"甲减"，怎么办？

我们脖子上有一个腺体，形状像美丽的蝴蝶，叫作甲状腺，每天会分泌一种重要的激素——甲状腺激素，这种激素可以维持人体的营养代谢、体格生长、大脑发育，完善神经和心血管功能。一旦甲状腺"偷懒"了，分泌的甲状腺激素减少，就会导致机体代谢异常。

为什么会得甲减？

甲状腺功能减退（简称甲减），是由于甲状腺激素合成及分泌减少，或其生理效应不足所致机体代谢降低的一种疾病。引发的原因有桥本甲状腺炎、地方性甲状腺肿、病毒或细菌感染、先天性甲状腺功能减退、垂体或下丘脑疾病、甲状腺手术、放射性碘治疗后、长期低碘或无碘饮食等。

甲减分为几种情况？

甲减可分为临床甲减和亚临床甲减。实验室检查发现促甲状腺激素升高而甲状腺素水平下降可诊断为临床甲减；促甲状腺激素升高而甲状腺素水平正常可诊断为亚临床甲减。

甲减有什么症状？

亚临床甲减患者无症状，仅仅在体检时发现；临床甲减患者主要表现为怕冷、疲劳、记忆减退、注意力不集中、便秘、月经过多或不规律、声音嘶哑、肌肉疼痛、皮肤黏液水肿等。

妊娠后发现甲减有什么危害吗？

甲减可能引起流产、早产、低体重儿、妊娠期高血压疾病、死胎等不良妊娠结局，可能影响后代的神经智力发育。

妊娠合并甲减如何治疗？

治疗很简单，妊娠合并甲减可以口服甲状腺素片（优甲乐），妊娠期定期复查甲状腺功能，将促甲状腺激素水平控制在一个合理的范围之内即可。

甲减影响哺乳吗？

不影响。不管是妊娠期或者哺乳期用药都对宝宝没有危害。但是要监测新生儿的甲状腺功能，新生儿可能会出现甲减或甲状腺功能亢进（简称甲亢），常规新生儿筛查中采足底血就包括这个检测项目，注意追踪结果。

如何预防？

1. 均衡饮食，使用加碘盐，多吃富含碘的食物，如海带、紫菜、鱿鱼等。

2. 妊娠前发现甲减应及时治疗，妊娠期定期监测甲状腺功能。

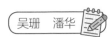
吴珊　潘华

妊娠期偶遇"甲亢"，怎么办?

甲状腺激素是维持人体营养代谢、体格生长、大脑发育，完善神经和心血管功能的重要激素。一旦人体分泌的甲状腺激素明显增多就会出现甲状腺功能亢进（简称甲亢）的临床症状。

妊娠合并甲亢的临床表现

孕妇容易出现手抖、眼凸、脖子粗、脾气暴、易饥饿、吃得多反而消瘦、心跳快、怕热汗多、月经减少等症状。但是部分妊娠早期孕妇可能出现一过性的甲亢症状，这种情况是因为胎盘分泌人绒毛膜促性腺激素，过度地刺激甲状腺分泌甲状腺激素，这种影响是一过性的，随着人绒毛膜促性腺激素下降，一过性的甲亢症状会在妊娠 14~15 周消退，通常不需要使用抗甲状腺药物。

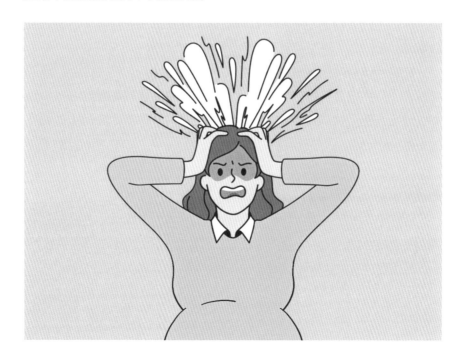

妊娠合并甲亢的危害

合并甲亢的孕妇容易发生妊娠期高血压疾病、流产、早产、胎儿宫内生长受限、死产、甲状腺危象及充血性心力衰竭，胎儿易出现甲状腺功能减退或甲状腺肿等情况。

甲亢早发现

建议所有备孕女性进行甲状腺疾病的筛查，如诊断为甲亢建议到内分泌科进行诊治，将甲状腺功能控制在正常范围并平稳后再妊娠。对于已经妊娠的女性，建议在妊娠 8 周前进行甲状腺功能的检测。

妊娠合并甲亢的治疗

妊娠 6~10 周是抗甲状腺药物导致胎儿畸形的危险期，妊娠 10 周以前如需治疗，优选丙硫氧嘧啶。妊娠中晚期可以服用甲巯咪唑或丙硫氧嘧啶。妊娠期定期监测甲状腺功能，并在医生的指导下调整药物剂量。

妊娠期定期产检，早期发现妊娠期高血压疾病、甲亢性心脏病等并发症，分娩期警惕甲亢危象。另外妊娠期也需要监测胎儿心率，超声检查胎儿的甲状腺体积、生长发育情况，同时在产后应密切监测新生儿甲状腺功能。

甲亢用药影响哺乳吗？

合并甲亢的产妇，产后如需要继续服用抗甲状腺药物，甲巯咪唑或丙硫氧嘧啶通过乳汁排泄的量是非常少的，哺乳期服用药物是相对安全的，但是建议抗甲状腺药物应在哺乳后再服药。

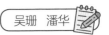

吴珊　潘华

地中海贫血知多少?

地中海贫血最早发现于地中海地区的人群,故称为地中海贫血。

我国长江以南的地区为高发地区,以广西、广东、海南最常见,其次为江西、云南、福建、湖北、湖南、贵州。

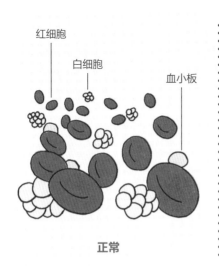

正常

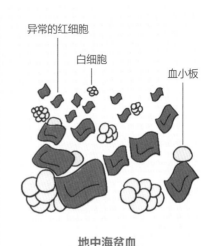

地中海贫血

什么是地中海贫血?

地中海贫血是我们体内生成血红蛋白的基因出现了缺陷,导致血红蛋白的组分发生了改变的一组遗传性溶血性贫血疾病。最常见的类型是 α- 地中海贫血和 β - 地中海贫血。

地中海贫血有什么危害?

根据临床症状的轻重 α- 地中海盆血分为静止型、轻型、中间型、重型,β - 地中海贫血可分为轻型、中间型、重型。静止型和轻型也叫地中海贫血基因携带者,这种人群一般无贫血或者仅有轻度贫血症状,不影响生长发育、智力和寿命,不影响日常生活和工作,但是他们可以把地中海贫血基因遗传给下一代；中间型应该由遗传科医生充分评估子代的预后；重型地中海贫血往往预后差。如果孕妇不幸怀上了这种孩子，在妊娠期可出现水肿，胎儿生长受限，胎儿窘迫，在妊娠晚期出现胎死宫内或者出生后不久死亡，存活下来的孩子需终身输血和排铁维持生命，不治疗多于 5 岁前夭折，如果治疗不及时、不规范很难活到成年。

它的遗传方式是怎样的？

地中海贫血为常染色体隐性遗传病，与性别无关，男女患病的概率是一样的，疾病从父母传至子女。夫妇双方为同型轻型地中海贫血基因携带者，每次妊娠时，后代有 1/4 的概率为地中海贫血患者，1/4 的概率为正常，1/2 的概率为地中海贫血基因携带者；夫妇一方为地中海贫血基因携带者，每次妊娠时，后代有 1/2 的概率为地中海贫血基因携带者。

我们应该怎么预防？

首先要重视婚检，规范孕检和产前筛查。地中海贫血的筛查应该在妊娠前或妊娠早期进行。如果孕妇为地中海贫血基因携带者，那么丈夫一定要做地中海贫血的相关检查，如果夫妻双方都是相同地中海贫血基因携带者，一定要及时做遗传咨询和产前诊断，对于确诊的重型地中海贫血胎儿，一般建议终止妊娠。

地中海贫血的孕妇妊娠期如何管理？

轻型地中海贫血孕妇妊娠期定期复查血常规，补充相关微量元素。中间型和重型地中海贫血并发严重贫血时，可予输血治疗。地中海贫血不是剖宫产指征，分娩时机依据贫血程度和产科指征决定。

李青

妊娠期可以看牙医吗?

在妊娠期间,身体各方面都需要注意。如果口腔中本身存在很多问题,在妊娠期忽视了对牙齿的保护就可能加重原有的疾患或者引发一些新的疾患。

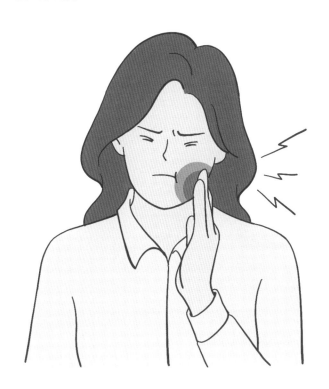

口腔科医生建议

女性在妊娠前一定要做详细的口腔检查,把各种问题及隐患预先处理好。如果妊娠前没有做到这些,但有一些牙必须处理,可在妊娠早期和妊娠晚期(前 3 个月和后 3 个月)做应急处理,而在妊娠中期(4~6个月)或产后再做彻底治疗。

牙龈出血

有一种疾病称为"妊娠性龈炎"，表现为牙龈出血肿胀。主要是因为口腔不洁加上机体内分泌变化引起的。最好的对策是让医生给你的牙齿做一次彻底的清洁，然后按照医生的指导每天每顿饭后认真刷牙，用牙线清洁牙齿邻面，尤其是妊娠初期呕吐后也要注意刷牙，严重的牙周病有可能会造成早产。

牙齿敏感

在牙齿没有龋齿的情况下，如果吃了凉的或是酸的东西之后，感觉到有疼痛的感觉，很可能是牙齿敏感造成的。这时可以使用脱敏牙膏，并注意不要冷热交替地刺激牙齿，情况就会有所改善。分娩之后，还可以进行脱敏治疗，彻底摆脱这种情况，脱敏治疗对孕妇不会有影响。

治牙时打麻醉药

孕妈妈不必担心麻醉药会对孩子造成损害，局部麻醉不会有那么大的威力（例如当牙神经发炎或拔牙时），医生会选择合适的麻醉剂（不加收缩血管的成分）和麻醉方法解除疼痛，此外，口腔内麻醉用药一般很小，不会对孕妇及胎儿产生负面影响。

需要照 X 线检查

很多时候治疗牙齿需要"拍片子"，针对孕妇，每个医生都会仔细斟酌，在妊娠的前 1/3 时间内，孩子的器官正在形成当中，这时不要进行 X 线检查。可是人们有时高估了射线的副作用，给牙齿行 X 线检查不像给内脏做 X 线检查危害那么大。给牙齿做 X 线检查的强度，相当于人在高山上 1 天所接受的射线。此外，"拍片子"时医生会给你穿上特殊的铅围裙，降低辐射影响。

牙科用药

一般而言，牙科抗生素对孕妇来说是安全的。因为感染后可能造成菌血症或败血症，对胎儿的危害要比抗生素通过胎盘对胎儿的危害更大，所以必要时医生仍会建议孕妇服用牙科抗生素。

一般常用的止痛药如阿司匹林及对乙酰氨基酚，到目前为止，妇产科医生也都认定是安全的；麻醉性止痛药（如吗啡）不会对胎儿造成永久性的伤害，但是会抑制中枢神经系统，而且长期使用有成瘾性，不过牙科医生不会开这种处方。

基于孕妇的舒适感与牙科治疗的安全性考量，孕妇应尽量避免在妊娠早期和晚期做治疗，牙齿若有不适可请牙医做暂时性的处理。非做不可时，可在妊娠中期治疗。如果必须接受牙科治疗，也请放松心情，安心接受治疗。因为牙医会衡量治疗上的必要性，尽量减少 X 线暴露量及不必要的药物和感染机会。

杜翠

糊涂爸妈上网查询，误把"破水"当漏尿

妊娠 35 周的吴女士下午 2：30 在家无任何征兆地突然出现流液现象，为无色、清亮的液体，并感觉下腹不规则的胀痛。她和丈夫都是资深网民，遇到什么事情都习惯先上网查询。只是没想到连生孩子这么大的事情，夫妻俩第一反应竟然不是去医院，而是打开手机上网查询。通过上网得知：妊娠晚期会有漏尿和假性宫缩的现象。所以夫妻俩完全没有把这个"漏水"现象当回事。直到晚上 11：30，吴女士感觉肚子越来越痛，这才觉得不对劲，两口子赶到医院急诊科。急诊医生发现已"破水"，检查宫口已经开大，更危急的是宝宝有胎位不正，是个臀先露，这种情况下随时都可能发生缺氧、脐带脱垂，严重者可导致胎儿窘迫甚至死亡，好在及时行剖宫产手术，母婴平安。

什么是"破水"？

文中的"破水"，在医学上称为"胎膜早破"，是指临产前胎膜自然破裂，表现为孕妈妈突然感觉有较多液体从阴道流出。当自己咳嗽、打喷嚏、负重等腹压增大或行走时，羊水就会流出，这是一个常见的分娩期并发症。由于破水后对孕妈妈和宝宝都有不利的影响，所以须尽快就诊。

胎位不正，"破水"后孕妈妈怎么办？

特别提醒胎位不正的孕妈妈（如臀位、横位），当发生胎膜早破时需要将臀部抬高，绝对卧床休息。文中的吴女士，B 超已知为臀位，孕周仅为 35 周，她正确的做法应该是平卧、垫一个枕头将臀部抬高、左侧卧位，并尽快就近就医。

"破水"还能顺产吗？

孕妈妈因"破水"住院后，医生会进行检查，不同的孕周处理方式不一样。对于小于 34 周的胎膜早破，可以根据母胎状况、当地新生儿救治水平以及孕妇和家属的意愿综合评估，适当保胎治疗。大于 34 周的胎膜早破，如果有明确的剖宫产指征，比如存在瘢痕子宫、羊水胎粪污染、胎位不正、胎盘早剥或其他妊娠期合并症和并发症等情况时，医生会尽快安排行剖宫产手术。如果孕妈妈没有特殊情况，羊水清亮没有异味，胎心监护正常，当然是可以试产的。在这个过程中，如果已经发作，就耐心等待产程进展；如果没有发作，医生会根据具体情况为孕妈妈选择合适的催产方式。在顺产的过程中医生也会加强对妈妈和宝宝情况的监护，确保母婴安全。

当今社会，网络信息的迅速发展，再加上很多人都讳疾忌医，所以像吴女士夫妻这样的遇到问题立马上网查询的不在少数，对网上的解答也是深信不疑，这样既简单又方便，还省了去医院的折腾和开销，但其实这样吃的冤枉亏也不在少数。

孕妈妈在妊娠期不宜过于紧张，但也不能过于大意，建议孕妈妈平时多主动学习妊娠期保健知识，既能减轻自己的焦虑，科学地孕育胎儿，又能理性、正确地应对突发现象。

黄漫丰　黄利敏

妊娠期遭遇尴尬
——"漏尿"

俗话说，人有三急，尿急便是其中之一。而对于孕妈妈来说，尿急就真的只是尿急吗？

什么是漏尿？

漏尿即"尿失禁"，是指膀胱内的尿不能控制而自行流出。尿失禁类型繁多，对孕妈妈而言，最常见就是张力性尿失禁。

孕妈妈漏尿正常吗？

有研究表明，我国孕妈妈漏尿的发病率近 30%，出现尿频、夜尿增多的更是高达 70%。可见妊娠期漏尿是孕妈妈中普遍出现的问题，孕妈妈们大可不必过于紧张。

为什么孕妈妈会漏尿？

首先我们来了解一下盆底的支持结构——"吊床假说"。

盆底肌和盆底结缔组织是盆底支持结构的主要部分，它们附着在骨盆的前后，形成了一个"吊床"结构来承托盆腔器官，如膀胱、尿道、子宫、阴道、直肠等，既保证了这些器官在盆腔里不会到处游走，又维持了机体排尿、排便等功能正常。

妊娠期间随着胎儿逐渐增大，再加上羊水、胎盘等附属物的重量，盆底承受的力量较非妊娠期明显增加，持续高强度的压力导致盆底肌松弛；同时，妊娠晚期孕妈妈体内分泌的松弛素等激素易使结缔组织的胶原溶解，骨盆关节也易在激素的作用下变得松弛。

孕妈妈出现漏尿怎么办？

如果孕妈妈存在一定程度的漏尿，可在日常生活行为中适当调整。

1. 控制水量，睡前减少饮水及水果的摄入。

2. 定时排尿，不要让膀胱的尿液累积太多。

3. 凯格尔（Kegel）练习（14 周以后至产前，孕妇不存在阴道流血、子宫收缩等先兆流产或早产的异常症状时可进行练习）。

4. 控制体重，妊娠期体重增加太多也会增加尿失禁的风险，建议妊娠期进行恰当的体重管理。

5. 避免便秘，便秘时堆积的肠内容物也会增加对膀胱的压迫。

如何区分漏尿和破水

对于孕妈妈来说，可以从颜色、气味等情况自己初步判断漏的是尿液还是羊水。

尿液一般会有氨臭味，且多为淡黄色，而羊水通常为稀薄清亮的液体，无味，有时可能混有白色胎脂，如羊水中夹杂胎粪可为黄绿色。

漏尿是尿液从尿道口流出，是断断续续的现象；破水通常是突然发生，胎膜破裂，会有液体持续不断地从阴道流出，活动后流液感会增强，就算你坐着躺着不动，羊水还是会持续不断地流出。

尿液呈酸性，用 pH 试纸测试，试纸一般不变色；而羊水呈碱性，用 pH 试纸测试，试纸会由黄色变为深绿色或蓝色。

吴珊

"熊猫血型"妈妈怀了小宝宝怎么办?

什么是"熊猫血型"?

　　人类血型的分类系统有好几种,最常用的是 ABO 血型,还有一种是 Rh 血型。Rh 因子是一种可以在红细胞表面上出现的蛋白质,大多数人的红细胞表面有 Rh 因子,被称为 Rh 血型阳性,少数人的红细胞表面缺乏 Rh 因子,也就是 Rh 血型阴性。

　　在欧美国家,Rh 阴性血型的比例大约占 15%,我国维吾尔族人群中 Rh 阴性血型大约为 5%,汉族人的 Rh 阴性血型比较少见,大约只占了人群中的 0.3%。由于 Rh 阴性血型罕见,又被称为"熊猫血型"。

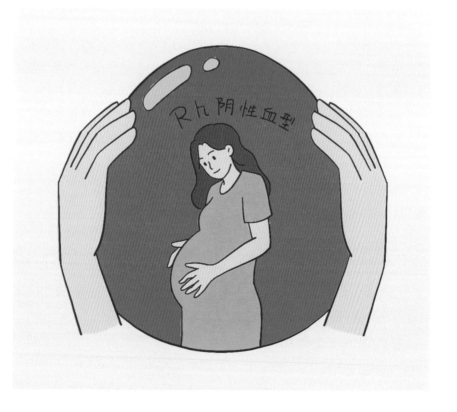

Rh 阴性血型孕妇面临的问题

1. 对母亲的不良影响　由于血型罕见，血源稀有，对产科出血高危因素的孕妇产前一般提前备血，以保障安全。

2. 对胎儿的不良影响　Rh 阴性血型的母亲与 Rh 阳性血型的父亲结合，如果 Rh 阴性血型的母亲没有流产史或输过 Rh 阳性血等，第一胎通常不会发生新生儿溶血。但要注意的是，第一胎生出 Rh 阳性血型的宝宝，可能导致母体内出现 Rh 抗体，第二次妊娠时宝宝如果是 Rh 阳性血型，发生胎儿溶血的可能性高达 50% ~ 60%，会进一步导致胎儿贫血、心力衰竭、肝脾肿大，甚至死亡。

Rh 阴性血型孕妇常见的致敏因素

1. 生育过 Rh 阳性血型的胎儿。

2. 既往接受过 Rh 阳性血型的输血或有肌内注射血液史，分娩第一胎发生了胎儿、新生儿的溶血。

3. 既往有自然流产史或人工流产史。

4. 既往有输卵管妊娠破裂，葡萄胎病史。

5. 妊娠期间发生产前出血（多在妊娠 4 个月以后），且有少量胎血进入母体、绒毛、羊水，或脐带血穿刺。

6. 分娩前的各种介入性操作（胎儿手术等）、外倒转术。

7. 胎死宫内等。

如何对胎儿进行监测？

首先需要对母亲检查，了解其外周血中是否有 Rh 抗体，并对抗体的水平进行定期监测。

其次是通过超声检查来了解是否存在胎儿宫内溶血的情况，并对胎儿宫内溶血的程度进行判断，超声检查主要关注的指标是胎儿大脑中动脉血流是否增快和胎儿的水肿情况，以及胎盘的增厚情况。胎心监护如果出现正弦波形也提示异常。

如何预防 Rh 致敏?

对于 Rh 阴性血型的孕妇,可以通过注射 Rh 免疫球蛋白来预防 Rh 抗体的产生,这样下一次妊娠时 Rh 阳性的胎儿就不会发生抗原抗体反应导致的溶血。但是如果抗体已经产生,再注射 Rh 免疫球蛋白就没有作用了,所以关键在于预防。

何时注射 Rh 免疫球蛋白?

对于 Rh 阴性血型的孕妇,以下几种情况下需要注射 Rh 免疫球蛋白。

1. 在妊娠 28 周时注射,以预防致敏的发生。

2. 如果分娩的是 Rh 阳性血型的孩子,需要在产后 72 小时之内进行注射。

3. 发生自然流产、人工流产、异位妊娠以后注射。

4. 在羊膜腔穿刺、绒毛活检以后注射。

如果母亲已经发生 Rh 致敏,胎儿是 Rh 阳性血型该如何处理?

对于 Rh 致敏的母亲,需要进行严密的监测,除了进行定期的抗体检查以外,还需要进行超声检查来判断是否有宫内溶血以及溶血的程度。如果溶血情况严重,但是胎儿孕周小,远离足月,可能需要进行宫内输血改善胎儿宫内情况以延长孕周;如果胎儿基本成熟,对于高度可疑严重宫内溶血的孕妈妈建议积极终止妊娠。

王振辉

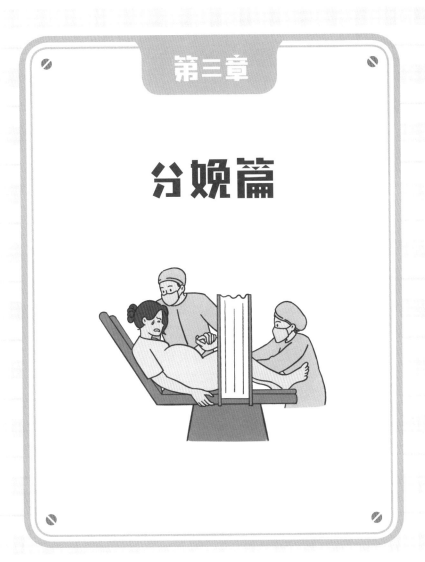

第三章

分娩篇

待产包你准备好了吗?

十月怀胎,一朝分娩,作为新手爸爸妈妈面临分娩时是既兴奋激动又紧张害怕,提着待产包住进医院时发现不是少这个就是少那个,手忙脚乱的。那么待产包里需要准备哪些东西呢?让我们一起来捋清一下思路。

待产包准备

1.资料准备 准备 2~3 个资料袋,妊娠期的所有产检资料、准生证、身份证、医保卡、银行卡等重要证件分类放在资料袋里,否则可能会出现麻烦。

2.孕妇用品 给孕妈妈准备好吃的、穿的、用的。常见的孕妇用品包括睡衣、哺乳内衣、软底鞋、棉质内裤、一次性内裤、脸盆、毛巾、牙刷、梳子、卫生巾(包括日用、夜用及计量型卫生巾)、产褥垫(可以多准备点,产前、产时及产后用量较大)、溢乳垫、手机(需要用手机记录宫缩、播放轻音乐、下载几款小游戏用来分散宫缩疼痛的注意力)、充电器、水杯、牛奶、小面包、饼干、水、稀饭、面条、功能性饮料等。

3.新生儿用品 给宝宝准备好吃的、穿的、用的。比如小盆、方巾、尿不湿、帽子、包被、浴巾、衣服、袜子、婴儿专用湿巾、勺子等。给宝宝准备的新衣物最好为浅色且用清水洗净,阳光下晾晒。医院提倡母乳喂养且有专业的护士指导,如果妈妈母乳不够的话,医院免费提供牛奶及盛奶的杯子。

新手爸爸妈妈准备不全而丢三落四很正常,一回生二回熟,保持愉悦心情迎接新生命的到来吧。

潘华

医生，我能顺产吗?

相信很多的准妈妈都有过这样的想法，到底选择顺产还是剖宫产来迎接即将到来的新生宝宝呢? 这不仅是产科医生最重要的抉择，还是所有准妈妈都非常关注的重点。

首先，孕妈妈要知道自然分娩是人类最正常、最健康的生育方式; 剖宫产是解决难产的急救措施。

孕妈妈如果没有绝对的剖宫产指征，产科医生都建议尽量阴道试产。

什么情况下建议剖宫产的呢?

有以下情况建议剖宫产: 中央型前置胎盘; 前置血管; 胎盘早剥; 胎位不正，包括横位、混合臀位、足先露等; 骨盆狭窄; 头盆不称; 脐带脱垂; 胎儿窘迫在短期内不能阴道分娩者; 瘢痕子宫; 产道畸形; 巨大儿; 孕妇存在严重合并症和并发症: 如合并心脏病、呼吸系统疾病、妊娠期急性脂肪肝、重度妊娠肝内胆汁淤积症、严重 Rh 血型不合、溶血症等。

随着生育政策的全面放开，孕妈妈在第一次分娩时，建议尽量阴道分娩。孕妈妈从妊娠早期开始就要管理好自己的体重和日常饮食，避免巨大儿发生，严密监测血压和血糖情况。有妊娠合并症及并发症的孕妈妈，比如妊娠期高血压疾病、妊娠糖尿病等疾病，需要经过产科医生的评估。对于能阴道试产的，也应当尽量鼓励顺产。妊娠期要适当的锻炼，家庭要给予孕妈妈更多的关爱，增强产程中的信心，克服焦躁的情绪。无痛分娩是很好的减轻宫缩疼痛的方式，并且有助于产程的进展。进入产房后，准妈妈和医护人员要相互配合，全面提高自然分娩的成功率!

李青

孕妈妈需要了解的临产前三大症状

很多孕妈妈在妊娠晚期都会担心一个问题，那就是分娩什么时候来临，怎么知道自己即将生产呢？其实分娩前有很多症状，下面主要介绍一下孕妈妈需要了解的临产前三大症状。

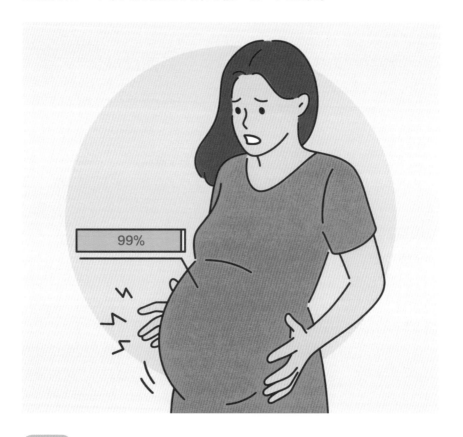

腹痛

孕妈妈在分娩发动前常会出现下腹部胀痛，俗称宫缩。宫缩由弱变强，持续时间由短变长，宫缩频率逐渐变密，当出现规律宫缩，间隔5~6分钟一次，每次持续30秒左右，提示即将临产。

见红

少量的血液与宫颈黏液栓相混合经阴道排出称为见红，大多数孕妈妈在临产前 24~48 小时内出现，是分娩即将开始的比较可靠的征象。如果阴道流血多甚至超过平素的月经量可能不是见红，需要警惕妊娠相关疾病所致的出血，比如前置胎盘、胎盘早剥、前置胎盘边缘血窦破裂、前置血管破裂出血等，需要及时到医院就诊。

胎头下降感

多数在分娩发动前 1~2 周，宝宝胎头入盆，孕妈妈自觉上腹部较前舒适，进食量较前增多，呼吸较前顺畅。

还有部分孕妈妈会感觉阴道有水样液体流出，不能控制，量多时似解小便样，考虑为胎膜破裂。胎膜破裂时要仔细观察流出羊水的颜色，一般羊水为无色透明，可夹杂白色胎脂，如出现黄绿色羊水可能存在胎儿窘迫。阴道流液量少时需要与阴道分泌物增多鉴别。一旦出现破水，需及时到医院就诊。

总之，如果孕妈妈出现上述症状很可能是要生产了，此时孕妈妈不用紧张，与家人一起收拾好待产用品，来医院待产即可。

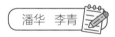

潘华 李青

胎心监护
——宝宝向我们发出的"秘密信号"

孕妈妈到了妊娠 30~32 周以后，每次产检医生都会给孕妈妈们做胎心监护，如果有高危因素的孕妈妈可能会在更早的孕周就开始做胎心监护。

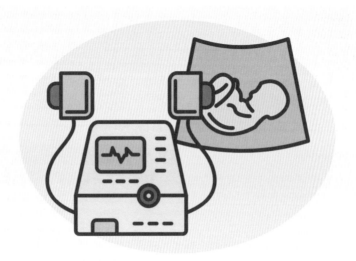

什么是胎心监护？

胎心监护是通过连续观察胎心及其与胎动和宫缩间的关系，评估宝宝在宫内是否安全的一种检查。它是非常重要的，因此妊娠晚期每次产检都要进行胎心监护。

胎心监护仪长啥样？

医院所用的胎心监护仪都有两个圆圆的探头，一个用来监测胎心，另一个用来监测宫缩。一个探头会放在腹部胎心最清楚的地方，另一个探头会放在宫底部下方 2~3 cm。一般监测时间为 20 分钟左右，如果胎心监护不过关，时间可能会延长。

孕妈妈怎样做才能顺利通过胎心监护呢？

1. 空腹的时候不宜做，空腹的时候孕妈妈及胎儿血糖水平较低，胎儿反应不活跃，影响胎心监护的结果。

2. 进行胎心监护前避免较大的情绪变化，可以适当活动，尽量保持胎儿是在清醒状态，胎儿如果处于睡眠状态也会影响监护的结果，可以适当推动腹部，以保证胎儿处于非睡眠状态。

3. 排空膀胱，保持舒适的状态，如果 20 分钟胎心监护没有通过，可以通过改变体位、吸氧等方式后再复查。

正常的胎心监护是什么样子的呢？

胎心基线在 110~160 次 /min，基线变异及加速良好、没有减速，当然具体的胎心监护图形需要产科医生给予专业的判读。

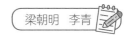

梁朝明　李青

宝妈分娩记
——生孩子"开十指"的过程

经历了 9 个多月的辛苦妊娠，孕妈妈迎来了让人痛苦又期待的分娩过程。那么分娩的过程具体是什么情况呢？

从出现规律宫缩到胎儿胎盘娩出的全过程叫作分娩。临床上医生会把产程分为第一产程、第二产程和第三产程三个阶段。

第一产程

宫颈扩张期从孕妈妈出现规律宫缩到宫颈开大 10 cm。这个过程又可分为潜伏期和活跃期。

潜伏期：顾名思义，宫口扩张"慢而长"，初产妇一般不超过 20 小时，经产妇不超过 14 小时。

活跃期：顾名思义，宫口扩张速度明显增快，一般由宫口开至 4~6 cm 直至宫口开大 10 cm。孕妈妈会觉得腹痛难忍，建议孕妈妈行分娩镇痛减轻疼痛。同时，可少量多次无渣饮食，既可保障孕妈妈的体力和能量，又有利于需要急诊手术时的麻醉安全，以防出现呕吐误吸导致窒息。对于宫缩不强烈且胎膜未破裂的孕妈妈，或是胎膜破裂胎头已入盆的孕妈妈，都可在产房中适当活动，有利于促进产程进展。医护人员会定期监测孕妈妈的血压、呼吸、胎心及宫口开大情况。如出现胎膜破裂时，要告知医生检查羊水的颜色和性状。在宫颈未开全时孕妈妈不要过早向下用力，以免出现宫颈水肿或撕裂。

第二产程

胎儿娩出期是指从宫口开全至胎儿娩出。此时胎儿已经下降至盆底，胎儿头部会压迫孕妈妈的直肠，让孕妈妈有排便的感觉。此时，建议孕妈妈在医生的指导下配合宫缩向下屏气用力，帮助胎儿娩出。特别是胎头娩出的时候，助产士会用手保护会阴，孕妈妈要配合医生，缓慢用力，以免出现会阴或肛门的损伤。

第三产程

　　胎盘娩出期是指胎儿娩出后到胎盘娩出，时间一般为 5~15 分钟，不超过 30 分钟。多数胎儿娩出后子宫会快速收缩，促进胎盘自然娩出。部分产妇因为既往有人工流产史或宫腔手术操作，导致胎盘粘连或植入，胎盘不能正常娩出，医生会把手探入宫腔，帮助胎盘剥离并娩出。

　　分娩后，宝妈和新生儿需在产房观察 2 小时。医生会严密监测产妇血压、脉搏、尿量、宫底高度、子宫收缩、阴道出血量等情况及新生儿面色、呼吸、心率情况。这个时候医生会将宝宝放在产妇怀中，不仅可以帮助宝宝吸吮母乳，同时帮助宝宝和宝妈进行皮肤接触，让宝宝继续感受妈妈带来的温暖和安全。

打开"生命之门"
——催引产

有的孕妈妈妊娠 41 周了迟迟不发作，是该继续等待还是入院催产呢？医生建议孕妈妈不要居家等待而是住院催引产，因为继续等待会增加宝宝缺氧的风险。

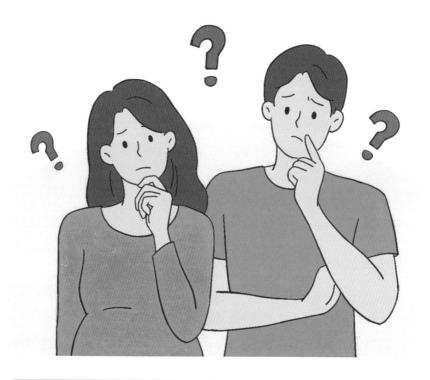

哪些孕妈妈需要催引产呢？

1. 经医生评估后具备阴道分娩条件但超过 41 周没有发作的孕妈妈。

2. 孕妈妈患有妊娠期特有的并发症，如妊娠期高血压疾病、妊娠期高血糖、妊娠肝内胆汁淤积症、羊水过少、羊水过多等。

3. 孕妈妈患有高血压、肾病、心肺疾病等内科疾病需要提前终止妊娠并且能够耐受顺产的。

4. 足月胎膜早破。

催引产有哪些方法呢?

催引产方法的选择取决于宫颈条件是否成熟。医生会检查孕妈妈的宫颈,进行宫颈评分,如果评分 ≥ 6 分提示宫颈成熟,评分越高静脉滴注缩宫素促进产程发作的成功率就越高;评分 < 6 分提示宫颈不成熟,需要先促宫颈成熟治疗。就是想办法让宫颈变松、变软、变薄并扩张,"生命之门"才好打开,进而提升催引产成功的概率。

常用的促进宫颈成熟的方法有两种:一种是药物促宫颈成熟,如米索前列醇、地诺前列酮栓等;另一种是机械性促宫颈成熟,如水囊、Foley 导管、海藻棒等。产科医生会根据孕妈妈的具体情况综合评估。

准备催引产时孕妈妈需要做什么呢?

从催引产到宝宝出生需要一定的时间,一般是 1~3 天,所以孕妈妈要树立阴道分娩信心,养足精神,不急不躁。催引产过程中会出现宫缩、感到腹痛、见红,甚至破水,这是正常现象,不用慌张,及时呼叫医生和护士。如若催引产过程中胎心异常、羊膜破裂后出现羊水严重粪染等异常情况,做好随时剖宫产的准备。

孕妈妈超过预产期不要慌,产科医生来帮忙,打开"生命之门",解锁"人生密码",安全分娩,保障母婴平安。

潘华

分娩碰上子宫肌瘤,是生还是剖?

有些女性妊娠后产检超声发现子宫肌瘤,肌瘤随着妊娠期不断地长大,到了分娩的时候,到底该选择阴道分娩还是剖宫产呢?

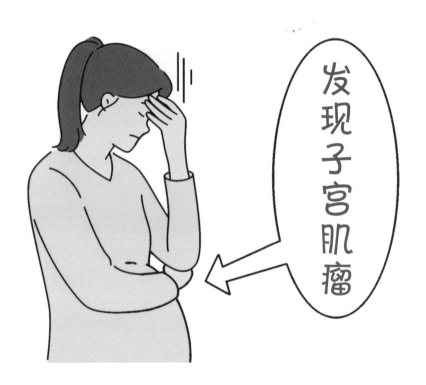

子宫肌瘤对妊娠和分娩有哪些影响呢?

子宫肌瘤是女性生殖系统最常见的良性肿瘤,肌瘤对妊娠和分娩有无影响取决于肌瘤的类型及大小。子宫肌瘤根据位置可以分为 3 种,一种突出于子宫表面,称为浆膜下肌瘤;一种位于子宫肌壁间,称为肌壁间肌瘤;一种向子宫腔方向生长,称为黏膜下肌瘤。一般来说,浆膜下肌瘤对胎儿影响最小,而巨大的肌壁间肌瘤和黏膜下肌瘤可能影响胚胎的着床，或引起胎位异常。妊娠期子宫肌瘤还可能受到激素的影响快速增长导致红色变性，出现腹痛或发热等症状。如果较大的肌瘤位于子宫下段或宫颈可能会妨碍宝宝胎头的下降，从而影响阴道分娩等。

分娩碰上子宫肌瘤是生还是剖？

多数妊娠合并子宫肌瘤能自然分娩，但因肌瘤导致子宫收缩不良容易引起产后大出血，因此要做好产后大出血的预防。若肌瘤阻碍胎儿下降应行剖宫产手术。

剖宫产术中是否同时切除子宫肌瘤呢？

术中是否同时切除肌瘤，医生会需根据肌瘤大小、部位及患者情况而定。妊娠期的子宫血运丰富，剖宫产术中肌瘤切除的出血风险相对较高。

因此合并子宫肌瘤的孕妈妈需定期到医院产检，监测肌瘤大小，妊娠期出现腹痛要及时就诊，警惕肌瘤红色变性，至于是生是剖需由产科医生综合评估。

潘华

头胎剖宫产，二胎能顺产吗?

头胎剖宫产即为瘢痕子宫，顾名思义就是子宫上有一道疤。当再次妊娠，增大的子宫就像吹气球一样，子宫壁会变薄，子宫上的瘢痕也会变薄，子宫瘢痕不像正常子宫肌层有足够的弹性，在面临分娩的时候有发生子宫破裂的风险。子宫一旦破裂，胎儿及孕妈妈将面临生命危险，所以瘢痕子宫的孕妈妈想要顺产是存在一定风险的，不过也不用过分担心，毕竟发生子宫破裂的概率不到 1%。

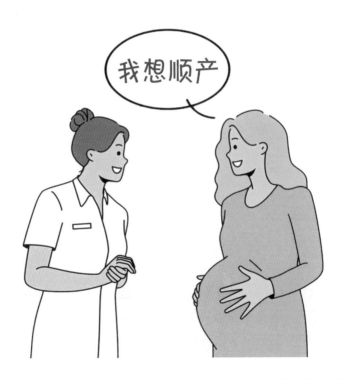

剖宫产术后再次妊娠什么情况下适宜阴道分娩呢?

1. 必要条件是孕妇及家属有强烈的阴道分娩意愿。

2. 只做过一次剖宫产的手术且切口选择在子宫下段，术后伤口恢复好，没有产后出血及感染，术后月经周期及月经量正常，没有子宫切口憩室形成。

3. 两次分娩间隔在 18 个月以上，胎儿头位、大小适中，无头盆不称，再次妊娠没有出现影响阴道分娩的妊娠合并症及并发症。

4. 孕妇及家属充分理解剖宫产术后再次妊娠阴道分娩的利弊，具有坚定的信心且理解有中转剖宫产相关风险的方可试产，并且需选择能够行紧急剖宫产并具有抢救子宫破裂等相关并发症能力的医院分娩。

如果做过两次及以上剖宫产，或者剖宫产术后存在子宫切口憩室的，或是既往发生过子宫破裂的情况，或是前次手术采取子宫纵切口、头胎剖宫产的医学指征此次妊娠仍然存在，是不建议顺产的。

另外还有一种特殊情况的瘢痕子宫，即子宫肌瘤切除术后的瘢痕子宫。既往做过子宫肌瘤切除术的准妈妈妊娠发生子宫破裂的风险与术中操作、肌瘤的数量、大小和位置、手术与妊娠的间隔时间相关，需要产科医生根据上述情况仔细评估后才能决定能否阴道分娩。

有哪些方法可以提高剖宫产术后再次妊娠阴道分娩的成功率呢？

妊娠期合理营养摄入及运动，合理控制妊娠期体重，控制胎儿体重，决定分娩方式前充分评估，保持良好的心态，积极配合医生，产程中严密加强监测，一旦出现下腹部剧烈疼痛、心悸、烦躁不安、面色苍白、血尿、胎心率改变等异常情况，经医生评估不能继续试产时要立即剖宫产，避免子宫破裂的发生。头胎剖宫产，二胎能否顺产，需经有丰富经验的产科医生评估，产程中严密监测母胎情况，才能保障母婴安全。

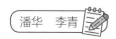
潘华　李青

轻轻松松做妈妈
——无痛分娩

分娩疼痛是绝大多数女性一生中感受到的最强烈的疼痛，这也使准妈妈对分娩充满畏惧！没经历过的人根本无法理解生孩子到底有多痛。

宫颈口是新生儿来到这个世界的"出口"，在未生产之前，平时直径约 1 cm，而新生儿的头最宽的地方有 9~10 cm，足足有一个小西瓜那么大。正常情况下，要等宫颈口扩张到约 10 cm，胎儿才能顺利通过，这就是人们常说的"开十指"，从"开 1 指"到"开 10 指"的过程，可长达 20 多个小时，并伴随着越来越强烈的子宫收缩！概括起来只有一个字——痛！

忍痛的危害

"生孩子都会痛，忍一忍就过去啦。"这种观念真的对吗？总结一下，忍痛的危害主要有三大点：

1. 延长产程，出现宫缩乏力，引起产后出血！
2. 疼痛导致产妇儿茶酚胺分泌增多，可能引起宝宝宫内缺氧！
3. 产妇出现创伤后应激障碍，甚至导致产后抑郁！

该怎么办？

可以选择无痛分娩！

无痛分娩目前最常采取的是硬膜外分娩镇痛，通过穿刺针在背部脊椎间的硬膜外腔隙留置导管，注入低浓度局部麻醉药，阻滞感觉神经传导，使疼痛减弱或消失。镇痛有效率可以达到 95% 以上，有利于产妇在医生的指导下用力，加快产程的进展。

这种在腰背上"打针"的无痛分娩方式会引起腰痛吗?

不会!产妇在妊娠期随着胎儿和自身体重逐渐增加,腰肌和椎体承受的压力也越来越大,造成慢性劳损。生产时腰椎和椎体上附着的肌肉以及韧带都会受到严重的牵拉,可能会造成急性损伤。这些情况才是引起产后腰痛的真正原因,但胎儿娩出后,腰痛会慢慢减轻,直至恢复。

硬膜外分娩镇痛会影响宫缩及产程吗?

不会!进行硬膜外分娩镇痛后,产妇完全活动自如,腹肌和子宫肌肉收缩可保持正常,所以这种方式也叫作"可行走的分娩镇痛"。

采用硬膜外分娩镇痛会对宝宝产生一定影响吗?

不会!硬膜外麻醉属于椎管内麻醉的一种,镇痛用药量很少,通过胎盘的药量微乎其微,所以不会影响到宝宝。

谁都可以使用分娩镇痛吗?

不是的,椎管内麻醉有其禁忌证,下面这些情况下通常不能使用:

1. 严重凝血异常。

2. 严重脊椎畸形。

3. 穿刺部位皮肤感染。

4. 麻醉药物过敏。

如果还想了解更多,准妈妈们可于孕 32~36 周至麻醉门诊咨询专业的医生!

张洁

"水到渠成",让孕妈妈如愿在水中生孩子
——水中分娩

不会游泳的孕妈妈其实也非常想尝试在水中生孩子,那她们需要先学游泳再来生孩子吗?

当然不用!

水中分娩只是顺产的一种方式,通俗来说就是在水中生孩子。一般来说能够顺产的孕妈妈就能选择水中分娩的方式。水中分娩时孕妈妈坐在或躺在一个分娩浴缸中,水深可调节,不用担心因不会游泳而呛水。当然,若是高龄孕妇、胎儿超过 3.5 kg、有传染性疾病及并发症的孕妇则不适合水中分娩。

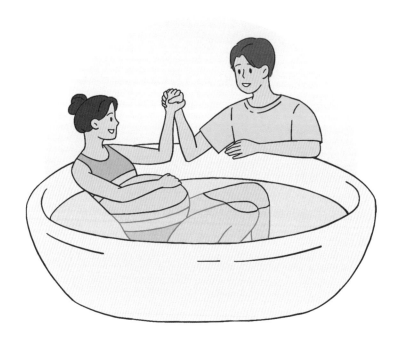

水中分娩有什么好处呢？

孕妇在水中能轻松自如地选择舒适的姿势和体位，节约体力，能更快地完成分娩。适宜的水温及环境温度，可以舒缓孕妇的紧张情绪；同时借助水的浮力，可以减轻孕妇的阵痛；所以水中分娩一般不需要使用额外的止痛药来缓解疼痛哦！

水中分娩是怎样的一个过程呢？

当进入产程后，孕妈妈需要先排便，做好水中分娩准备。进入水中后，孕妈妈可自由选择姿势，等待宫口慢慢开大，在此期间助产士会定期听胎心音及检查宫口，随时关注胎儿在子宫内是否安全及产程进展是否顺利（如在水中分娩过程中出现胎心监护异常、阴道流血多等特殊情况，就需要随时中转剖宫产术）。当宝宝在水中分娩后，医生会迅速从水中抱出宝宝并断脐。随后产妇也会离开水中，到产床娩出胎盘，必要时进行会阴缝合。

张晶晶

我的孩子是医生"夹"出来的
——产钳助产

医生，听我朋友说她的宝宝是产钳"夹"出来的，是真的吗？生孩子时，我的宝宝是不是也要被"夹"出来呢？

什么是产钳助产？

产钳可不是什么新鲜事物，它是一种常用的助产技术。产钳分为左右两叶，两叶之间形成与胎头大小、胎头形状类似的空间，两个钳叶夹住胎头的两侧部分，将胎头环抱保护于其中，以免胎儿头受挤压。助产者手扶钳柄，轻轻向外牵拉，配合宫缩的力量缓慢轻柔地牵引出胎儿。靠着这项技术，挽救了无数孕妈妈和宝宝的生命。

什么时候使用产钳助产？

分娩时，医生会对孕妈妈进行全身状态和产道的检查，实时评估胎儿宫内状态。比如第二产程延长，当宝宝缺氧需要迅速结束分娩时；或者孕妈妈需要早些脱离一些不稳定情况（如妊娠合并心脏病、妊娠期高血压疾病、剖宫产史），不宜在分娩中屏气时；或者需要缩短第二产程时，医生评估为需要助产时就会使用这项技术。

产钳操作会有一些风险，如产道损伤或出血，新生儿产伤、皮肤损伤如皮肤钳印，轻微破皮，皮肤瘀青等，这些在数天内会自然痊愈，孕妈妈不必过于担心。实施此项技术时必定是由经验丰富的医生来主持操作，多数情况下不会给产妇和婴儿造成过多的伤害。分娩过程中孕妈妈要充分信任医生，听从医生和助产士的指挥，配合医生的操作，这样就能将风险降到最低。

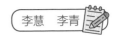
李慧　李青

明明是顺产，为何还要挨一刀
——浅谈会阴侧切

有的产妇生完孩子后会纳闷，自己是顺产为何还要挨上一刀做会阴侧切，早知如此当初为何不做剖宫产，反正也是一刀。

其实剖宫产可不是一刀，它是一刀一刀又一刀，切开七层呢！

什么是会阴侧切？

会阴侧切是会阴切开术的一种，是指在第二产程末（宫口开全），医生用剪刀在会阴做一斜行切口以扩大阴道出口的手术，使胎儿更容易通过产道，避免严重的会阴阴道裂伤。因会阴侧切术后可能出现水肿、血肿，切口感染、裂开等并发症，因此，医生会严格把握切开的指征，减少不必要的侧切。

哪些情况要会阴侧切？

经阴道分娩者医生会动态评估其盆底及会阴条件，出现以下几种情况则会考虑侧切。

1. 会阴又紧又小，还有水肿及瘢痕形成。

2. 阴道难产需使用助产手段如产钳或胎头吸引器，臀位助产。

3. 第二产程延长、宫缩乏力、胎儿有缺氧表现或产妇存在高血压、心脏病等并发症及合并症需尽快娩出胎儿。

4. 胎儿因素如早产、巨大儿、胎位异常。

5. 预防性切开：保持盆底的完整性，为产科操作提供更多的空间。

可以打麻药吗？

会阴侧切前医生会进行局部麻醉用以缓解疼痛，多数情况下孕妇行会阴侧切时是没什么疼痛感的。

会阴侧切可以避免吗？

首先妊娠期合理饮食，管住嘴，迈开腿，控制胎儿体重，避免胎儿过大；此外，锻炼括约肌也是非常有必要的，即凯格尔运动；还有就是妊娠 32 周开始行会阴按摩，将按摩油涂抹在会阴周围及拇指上，用拇指伸入阴道，有规律地从 3 点钟方向轻轻按压至 9 点钟方向，然后反方向再来一次，来回按摩，每周坚持按摩 3~4 次，可以有效地增加会阴弹性，减少会阴侧切发生率。

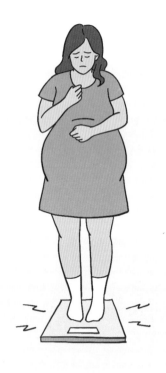

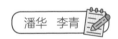
潘华　李青

让胎位不正的孕妈妈如愿顺产
——臀位外倒转术

胎位不正的孕妈妈非常想顺产，有没有一种"功法"让胎位变正帮助顺产呢？

有！有！有！

外倒转术即医生用双手从体外将胎位转正的方法。臀位是妊娠晚期常见的胎位异常，臀位直接经阴道分娩风险大，易出现后出头困难、脐带脱垂、新生儿窒息、新生儿骨折等并发症，绝大多数的孕妈妈都采取剖宫产生产。对于有阴道试产意愿的孕妈妈，臀位外倒转术便是孕妈妈纠正胎位的最有效的方法之一。有研究显示，经产妇以及胎盘位置在子宫后壁的孕妈妈臀位外倒转术的成功率更高，而初产、有宫缩、先露位置低以及临产后活跃期的孕妈妈外倒转术成功率低。

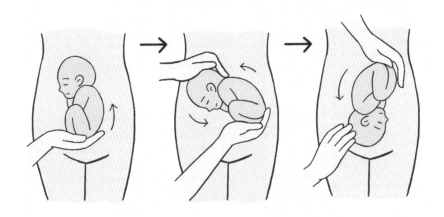

实施臀位外倒转术有哪些风险呢?

臀位外倒转术的实施虽然减少了臀位阴道分娩及剖宫产可能出现的母婴危害,但会有失败的可能,而且臀位外倒转术可能存在胎盘早剥、脐带缠绕、脐带脱垂、胎膜早破、胎儿窘迫、阴道流血等并发症,实施该术者需要非常有经验的产科医生才能进行。

所有的胎位不正的孕妈妈都可以实施臀位外倒转术吗?

当然不是,如果已经存在阴道分娩的禁忌证,则不适于实施外倒转术,比如胎盘早剥、前置胎盘、胎儿窘迫、子宫畸形、胎膜早破、母儿Rh 血型不合、羊水过少、瘢痕子宫等。

什么时候可以实施臀位外倒转术?

臀位外倒转术的最佳时间是孕 37 周后,孕 37 周后若行外倒转术失败,可以避免新生儿早产的风险。外倒转术上限时间一般不超过 39 周,因为随着孕周增加、先露入盆,臀位外倒转术的难度会增加,成功率会降低。因此胎位不正的孕妈妈如果想要顺产,建议于孕 36~37 周评估胎先露位置,然后于 37 周左右经过专业的产科医生充分评估后,实施臀位外倒转术。

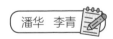

潘华　李青

产后出血

古时候的女人生孩子会被称为在鬼门关走一遭，为什么生孩子如此危险？危胁产妇生命安全最重要的原因就是产后大出血。

什么原因会导致产后出血呢？

子宫是孕育宝宝的器官，在胎儿、胎盘、羊水等娩出后，子宫需要快速的收缩来止血。如果产妇产程长、消耗大、精神疲惫、多胎妊娠、羊水过多、子宫畸形或是合并有子宫肌瘤等，可能就会影响子宫的收缩导致大出血。有些产妇因为曾经有过多次人工流产、清宫等手术史，胎盘可能出现粘连、植入，甚至滞留，也会导致产后出血。胎儿分娩的过程中要经过软产道，有的产妇产程过快，产道未充分扩张，有的宝宝体重过大，可能会导致宫颈、阴道、会阴的裂伤等，这些也会导致产后出血。还有一些极少数孕妇在妊娠期因为某些原因使用抗凝药物，或是分娩的时候出现羊水栓塞或胎盘早剥等并发症，也会导致凝血功能障碍，从而出现产后出血。

产后出血多少算多？怎样才能称为产后出血呢？

如果是顺产的话，胎儿出生后的 24 小时内出血量 ≥ 500 mL 称为产后出血，如果是剖宫产的话，出血量 ≥ 1 000 mL 称为产后出血。产后出血多表现为阴道大量流血，有时伴血块。大量出血还会出现头晕、气短、眩晕、面色苍白、心跳加速、血压下降、尿量减少等。

如果是发生子宫收缩乏力导致的出血，医生首先会按摩子宫，并会用促进子宫收缩的药物。如果是胎盘因素，通常就需要手取胎盘或是行清宫术。如果是软产道裂伤所致的产后出血，那么就需要立即进行缝合止血。如果是凝血功能障碍，则需尽快补充凝血因子。当出现产后出血多，产妇可以出现贫血、休克、多器官功能衰竭等症状，医生会采取输血、输液等治疗。出血量大，危及生命时，可能需要对子宫动脉、髂内动脉等关键血管进行介入治疗，或是子宫切除等方法积极止血。若因产后出血导致产妇轻-中度贫血，产妇需口服铁剂及加强营养至血红蛋白恢复正常。

如何预防产后出血呢?

在妊娠期，要加强保健，定期产检，注意饮食及运动，控制胎儿体重，预防和治疗贫血。临产后，要及时就医，由医生和助产士监测产程进展。分娩后，要及时与医生沟通，严密观察阴道流血的量，及时排空膀胱，鼓励母乳喂养，可以促进子宫收缩，这样就能有效预防产后出血。

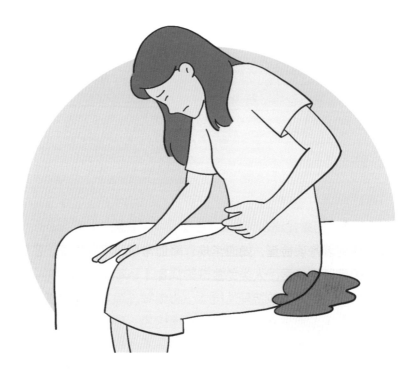

张晶晶

了解剖宫产手术的二三事

对于剖宫产手术让很多孕妈妈会感到紧张、焦虑不安，下面教你了解剖宫产手术的二三事。

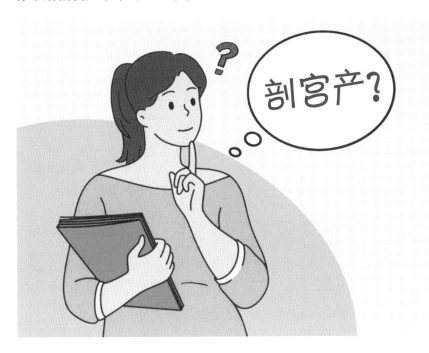

术前检查需完善

常规完善各项检查，如血常规、凝血常规、肝肾功能、乙型肝炎病毒、丙型肝炎病毒、人类免疫缺陷病毒（俗称艾滋病病毒）、梅毒螺旋体、血型、血型单特异性抗体、心电图、胎儿彩超等。这些检查能让麻醉和手术医生充分了解你的身体情况，做好综合评估，对于术中突发情况能积极应对，做到心中有数，不慌不乱；对于有传染性疾病或是妊娠合并症或并发症的孕妈妈，新生儿科医生也能做好充分的准备救治新生儿。

麻醉选择什么方式呢?

剖宫产手术麻醉医生一般会优先选择联合腰麻,这种麻醉的特点是孕妇全程保持清醒,腹壁和下肢皮肤处于麻木状态,有触感,但不会有痛觉。那为何不选择全身麻醉呢?全身麻醉对孕妇的循环及呼吸系统影响较大,且麻醉药物可能对宝宝的呼吸有抑制作用。

剖宫产术前要禁食吗?

剖宫产术前要求禁食 4~6 小时,禁饮 2 小时,这些均是为了避免因麻醉药物引起呕吐导致窒息可能。术后回病房平卧 6 小时后可以正常体位。术后禁食 6 小时之后可以进食少许流质,如米汤、鱼汤等,待肛门排气后可以进食半流质一天,如稀饭、面条等,之后过渡到正常饮食。

术后如何加速恢复

产妇尽早下床活动可以促进血液循环,促进伤口愈合,防止肠粘连、肠梗阻。孕产妇本身就是血液高凝状态,术后须尽早下床活动,促进血液循环,预防静脉血栓,也可采用踝泵运动及气压治疗。

孕妈妈们,看到这些,你是否瞬间会安下心来,对迎接宝宝的到来更多了一份把握!

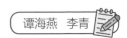
谭海燕　李青

剖宫产术中需要缝合腹直肌吗?

剖宫产术中缝合腹直肌,产后就不会出现腹直肌分离吗?

腹直肌在哪里?

腹直肌位于人体腹前壁正中线的两侧,是两条长长的上宽下窄的肌肉,健身人士的八块腹肌就是指它。它可以保护腹部的内脏和维持腹压,有协助排便、呼吸、分娩的作用。

妊娠对腹直肌有什么影响?

在妊娠期间,随着子宫的增大,腹壁承受的压力增加,加之腹壁组织松弛从而导致腹直肌分离。因此腹直肌分离不是在产后发生,而是在妊娠期间就发生了。剖宫产手术刀口一般取横切口且切口位置相对较低,位于耻骨联合上方,在剖宫产术中,缝合的腹直肌只是它的下段,而分离最严重的是肚脐眼周围部分,这部分是术中缝合不到的。

腹直肌分离有什么危害?

产后可能出现皮肤松弛、大肚腩、腰背酸痛等不适。

腹直肌分离怎么办?如何修复?

1. 多休息,避免仰卧起坐等卷腹运动,因为增大腹内压,可能导致分离程度越来越严重。

2. 适当做腹部肌肉的按摩。

3. 建议产妇产后首先进行盆底康复训练,待盆底肌力增强后,再行腹直肌修复锻炼。

4. 物理治疗,如微波治疗、超短波治疗、中频脉冲电治疗等。

重视腹直肌分离，让我们远离大肚腩，瘦出小蛮腰。

5. 采取腹式呼吸、腹横肌激活训练、跪姿伸腿等运动。

谭海燕　潘华

产后束腹带使用不当，反被"束缚"

十月怀胎，一朝分娩。终于盼到"卸货"了，可是看着自己松垮的腹部，充满了担忧。于是各种束腹带成为产后妈妈恢复身材的"神器"！

但是束腹带真的那么神奇吗？每个分娩完的产妇都可以使用吗？

束腹带在什么情况下使用？

1. 剖宫产产妇　剖宫产的妈妈们手术回病房后会绑上束腹带。

（1）目的：①压迫腹部切口，防止伤口出血。②可以减轻产妇下床活动时伤口疼痛，协助增加腹肌力量，便于行走。

（2）注意事项：①束腹带下缘包住全部伤口，须松紧度适宜。"松绑"时一定要慢，切忌一下将束腹带全部打开，以免压力改变让产妇伤口处突然感觉疼痛。②卧床时一定要间断松开束腹带，剖宫产术后 6 小时内一直佩戴，6 小时后每 1~2 小时，就要适当地松解一下，让腹部伤口能"透透气"，减少感染的可能性，也减轻束腹带对腹腔的过度压力。③下床活动前，需要平躺位绑好束腹带后再下床，不要站立位进行绑束腹带和松束腹带的操作。④最好备用 2 条，每天拆洗，避免束腹带上有血迹，引起感染。

2. 耻骨联合分离的产妇　为了减轻疼痛可以适当地使用，并配合专业的功能锻炼或治疗慢慢恢复，逐渐脱离束腹带的辅助。

3. 偏肥胖产妇，产后腹部明显下垂　产后腹部出现明显下垂，可以合理地使用束腹带，帮助预防内脏下垂。

4. 不建议长期使用束腹带　产后长期使用束腹带可能导致一些不良后果，如产后恶露排出不畅、妇科炎症、盆腔淤血综合征。长期使用束腹带限制腹部运动，导致腹部肌肉功能进行性减退，发生盆腔脏器脱垂、盆底肌肉松弛，更易致漏尿、痔疮、便秘、下肢静脉曲张加重等。

束腹带能减肥吗？

腰上的赘肉不会因为有束腹带就消失。想要产后身材恢复快，需做好以下几点：

1. 妊娠期合理控制体重增长　妊娠前体重指数正常的女性，妊娠期体重只增长 12.5 kg 左右（参见第二章"妊娠期如何科学增重"相关内容）。

2. 坚持母乳喂养　哺乳既能促进子宫的复原，又有助于身材的恢复。

3. 产后科学膳食、合理运动　切忌暴饮暴食，避免高糖高脂饮食（参见第四章"产后'月子餐'，你吃对了吗？"相关内容）。产后 3 个月内可进行简单的运动，避免久坐久躺，3 个月后可恢复正常活动及运动锻炼。

宝妈刚刚孕育了新生命，身材短时间内不能恢复是正常的，给自己多一点的时间，和宝宝一起成长，一起变得更美好！

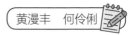

黄漫丰　何伶俐

止痛"神药"剖宫产后能用吗?

据说在网友的推荐下,有的孕产妇把双氯芬酸钠栓放入了待产包,这个迅速蹿红的止痛"神药",剖宫产后到底能不能用?

双氯芬酸钠栓是一种解热类镇痛药,能有效减少前列腺素合成,还能减少神经末梢对疼痛的敏感,从而发挥镇痛作用。但千万不可以自行使用!

剖宫产术后可在医生指导下使用双氯芬酸钠栓止痛,每天最大剂量不超过 200 mg。一般是通过直肠给药,起效快、作用时间可维持 12 小时以上。药物会少量通过乳汁,所以产妇哺乳期要咨询医生后使用。

双氯芬酸钠栓还存在一些不良反应,如过敏性休克,胃肠道反应,诱发哮喘,肝、肾以及血液系统损害等。用药期间需要注意有无恶心、呕吐、黑便等,有无排尿少、排尿困难,有无皮疹,呼吸困难等。

双氯芬酸钠栓一般不作为镇痛首选药物。剖宫产如果选择非阿片类口服镇痛药物,首选是对乙酰氨基酚。其胃肠道反应、消化道溃疡和消化道出血的不良反应少于双氯芬酸钠栓。

术后止痛治疗在明确病因的前提下,现在主张多模式联合镇痛,即采用多种药物(阿片类、非甾体抗炎药、对乙酰氨基酚等)、多种方法(静脉镇痛泵、腹横筋膜神经阻滞、局部麻醉等)联合使用,提高镇痛效果,同时减少单一用药的剂量和副作用。

尹丹娟

剖宫产术后痰咳不出怎么办?

　　剖宫产术后的妈妈们常常出现喉咙痒、有痰、想咳嗽但咳不出。若使出洪荒之力咳嗽后,剖宫产的伤口却又痛到你怀疑人生。

　　建议妈妈们可以尝试喝几口温水,滋润咽喉,缓解咽痒。若不适症状未得到缓解,我们可以双手轻轻护住腹部伤口处,深吸气后轻轻咳出,重复3次左右,使咽喉部的痰液松动,再次深吸气后,然后用力咳出。反复几次后若痰液仍然咳不动、咳不出,还可以采用拍背排痰叩击法。

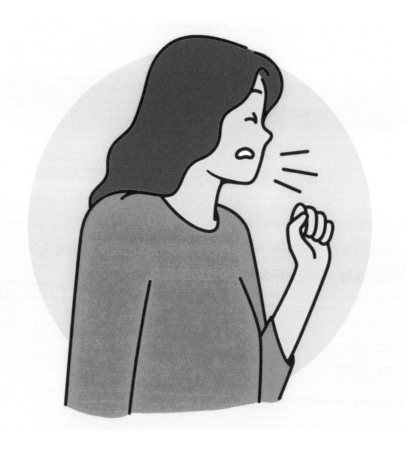

拍背手法

拍背的手应微微弓起，形成中空状，拇指紧贴其余四只手指，腕关节不要动，利用肘关节来带动手掌，手掌平稳地着落，利用腕力快速有节奏地叩击背部，由下至上，由外至内。拍背时避开心脏、脊柱等部位，拍背过程中观察妈妈的面色、呼吸等，注意保暖。

拍背时应发出响声，空而深的"啪、啪"声响，则表明手法正确。注意拍背力度适中，以不感到疼痛为宜。

拍背时间

拍背的最佳时间是清晨起床后，餐后 2 小时或餐前 30 分钟为宜。

拍背频率

频率要快，每分钟拍 120~180 次，每次叩击时间 3~5 分钟，如果频率太慢，对于排痰是没有效果的。

拍背体位

坐位或者侧卧位。

温馨提醒：产妇产后要注意多饮水，房间内保持恒定的温度和湿度，有利于痰液的排出。如果痰液仍然无法排出或反复咳嗽咳痰，一定要及时就医，警惕上呼吸道感染或肺部感染。

廖丽芬

第四章

产后篇

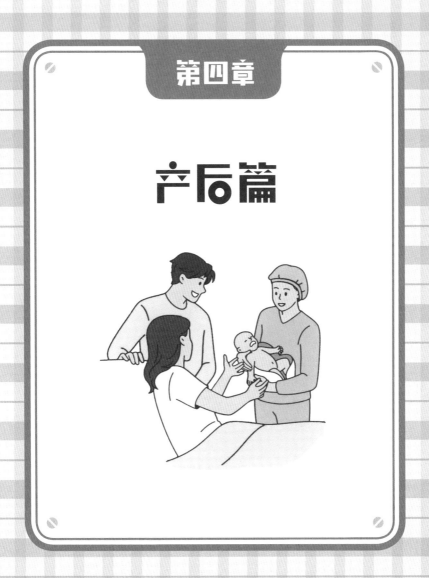

月子里的那些事儿

中华传统文化博大精深，"坐月子"就是中华文化中的习俗之一，"月子"是女性非常重要的一个时期，"坐月子"也体现了对女性生孩子的尊重与爱护。俗话说：月子坐不好，落下月子病，一生难愈！在很多家庭中，关于"月子问题"的观念冲突随时可能引起家庭矛盾。

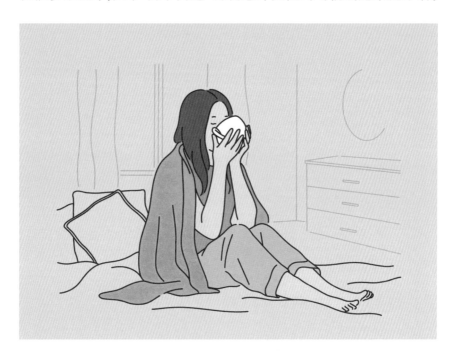

不能刷牙、洗澡、洗头？

错！月子里不注意口腔卫生，容易滋生细菌，引起口臭、呼吸道疾病。所以不仅要刷牙，而且还要认真地刷，建议每次进食后用漱口液含漱清洁口腔，再使用软毛牙刷早晚刷牙。

由于月子里需要把妊娠时体内储存的过多的水分排出，所以会出汗多。如果不洗澡洗头，非常不卫生，产妇也感觉不舒服。一般产后

1~2 天即可洗头，洗完头用热风迅速吹干。同时，顺产 3~5 天、剖宫产后 10~15 天腹部伤口愈合后可淋浴，需注意的是不要盆浴，淋浴水温不要过高，时间不超过 10 分钟为宜。

喝油汤发奶？

错！很多产妇在坐月子期间为了增加奶量，家里老人会熬一些浓油汤给产妇喝，殊不知这种方法除了让产妇月子里更显富态、体重飙升外，对奶量的增加并没有什么作用。奶量的控制是由体内分泌的催乳素所决定，催乳素高，奶量自然多，所以奶量增加的关键在于刺激大脑分泌催乳素，频繁吸吮、母婴同室、夜间哺乳才是催乳的"良方"。

不能开空调？

错！月子里产妇和新生儿最适宜的温度是 24℃~26℃，太高或太低都会引起身体不适，所以，对于夏天或者冬天坐月子的产妇，可以使用空调调节至舒适的室温。需注意风口不要对着产妇和新生儿直接吹，房间每天至少进行两次通风，每次通风 30 分钟以上。

不能下床、不能外出？

错！月子里的产妇通常被家人照顾得很好，不仅不出门，还整天卧床休息，甚至连三餐都送到床边，其实这样是很不利于产后恢复的。在妊娠期，准妈妈的血液呈高凝状态，产后大量出汗和排尿，血液浓缩，如果长期卧床不活动，血流缓慢，容易引起深静脉血栓形成，如果血栓脱落至肺部可能导致生命危险。所以产后要适当活动，月子期间体力没有完全恢复，可做一些简单的运动，如踝泵运动、凯格尔运动、产褥期保健操等，然后根据体力情况，循序渐进。如果室外天气好的情况下，产妇也可以外出晒晒太阳、与朋友聊聊天，改善心情，避免产后抑郁的发生。

不能碰生水？

错！很多产妇洗漱用水都是烧开后放温再使用，其实是没有必要的。因为以前居家用水不像现在的自来水，没有经过杀菌消毒处理，病毒细菌容易进入体内，引发感染。现在的自来水都是经过处理，合格后才能使用的。所以日常用水、身体清洁等直接取用温水就行。少用冷水是为了避免刺激。

不能吃盐？

错！坐月子期间饮食应该清淡易消化，但绝不是无盐饮食。食物中不放盐会使产妇食欲不振、营养缺乏；另外，月子里出汗多，容易缺水、缺盐，食物中得不到补充，将不利于体力的恢复。所以饮食中需加入适量的盐，注意不吃盐浸、熏腊等盐分含量太高的食物。

不能吃水果？

错！很多老人说月子里不能吃水果，因为水果太凉了，如果实在要吃，一定要加热后才能吃。这种观点是不可取的，水果含有丰富的维生素、纤维素和矿物质，对产妇的健康是很重要的，而且将水果加热会造成水果中主要营养素的流失。水果尽量选择常温放置、当季的水果。

"坐月子"确实很重要，正确的应对方法更重要！良好的生活环境、合理的饮食，这些科学的"坐月子"方式才是保障母婴健康的关键。

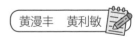

黄漫丰　黄利敏

产后"月子餐"，你吃对了吗?

很多妈妈生完宝宝后，为了能获取更好的营养，就想着买"月子餐"，但市面上琳琅满目的"月子餐"就是产妇的最佳食物吗？并非如此，掌握好产后饮食原则，完全可以让家人自己做"月子餐"，既干净卫生，又经济实惠。

通常所说的"月子"是指产褥期，即从胎儿胎盘娩出后至产后42天。产后饮食，顾名思义，就是产妇在产褥期的饮食。

食物种类多样，但是不能过量，注意营养均衡、控制体重

我们国家膳食指南提倡多样化，是指每天包括谷薯类、蔬菜水果类、畜禽鱼蛋奶类、大豆坚果类等，每天 12 种以上，每周 25 种以上，按一日三餐分配：早餐 4~5 个品种，中餐 5~6 个品种，晚餐 4~5 个品种，零食 1~2 个品种。另外"坐月子"确实是一个容易长胖的时期，所以在月子期也一定要有适当的活动。根据个体的情况循序渐进，保持体重在健康的范围。

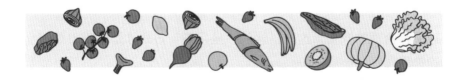

多吃含"铁"高的食物，预防缺铁性贫血的发生

比如红肉有牛肉、动物血、动物内脏等；蔬菜有菠菜、苋菜等；水果有樱桃、大枣等。同时，多吃一些富含维生素 C 的食物，可以帮

助铁的转化和吸收。需补充铁剂的孕产妇，服用铁剂期间一定不能喝咖啡和浓茶。同时，避免铁剂与牛奶同服，以免干扰铁的吸收。

饮食需富含膳食纤维，促进肠道蠕动，防止便秘的发生

蔬菜类有茄子、萝卜、芹菜、胡萝卜、大白菜等；水果类有香蕉、火龙果等。另外，可以每天晨起喝 1 杯清水，刺激"肠-胃反射"，日常至少喝 6 杯 250 mL 的水，保证每天饮水 1 500 mL 以上。

增加富含优质蛋白质及维生素 A 的动物性食物和海产品

如鱼、禽、蛋、瘦肉、豆制品、奶类等。需注意的是，虽然鸡蛋蛋白质含量丰富，并且利用率高，有助于产妇恢复，也容易烹饪，但有些地方让产妇每天吃 8~10 个鸡蛋，这是不正确的。鸡蛋不要吃太多，每天 1~3 个就可以了；如果鸡蛋吃太多吸收不了，不但浪费而且容易消化不良。

多吃含钙高的食物

如乳类或乳制品，含钙高且易于吸收利用，是钙最好的食物来源。哺乳期可增加乳类或乳制品 500 mL/d。另外含钙量高的食物还有深绿色蔬菜、豆制品、虾皮、小鱼等。

适当喝汤促进泌乳

如鸡汤、鲜鱼汤、猪蹄汤、排骨汤、菜汤、豆腐汤等。注意忌过早或盲目发奶，过早喝下奶汤，如果奶多了，但乳腺管不通，就会发生奶涨、堵奶、乳腺炎等问题。其实要想保障足够的奶水又不想影响乳房的健康问题，最好的办法是让宝宝频繁吸吮，刺激体内催乳素的分泌。

忌过"补"

恶露未干净时不宜食用人参、当归、藏红花等活血大补的食物，尤其是体质热的产妇，易造成大出血。另外，喝鸡汤、肉汤、鱼汤等汤类进补时不要加酒，且一定要把浮在汤面上的油脂撇去，以免导致能量和油脂摄入过剩。

忌"生冷凉性"的食物

忌食如雪糕、冰激凌、冷冻食物等；需注意水果含有丰富的维生素和矿物质，对产妇的健康是很重要的，所以当季常温水果可以直接吃，不需要加热。

忌"辛辣刺激"的食物

不宜吃含酒精的食物，会通过乳汁影响婴儿健康；不宜吃或少吃油炸、坚硬的带壳食物，不利于消化吸收；不宜吃过于油腻和麻辣的食物，易出现口舌生疮、大便秘结或痔疮等症状；不宜吃酸性、咸味盐渍食物，影响身体水分的排出和婴儿的健康发育；不宜吸烟，尼古丁对婴儿的呼吸道有不良影响。

温馨提醒："坐月子"带娃很辛苦，合适的饮食有助于产妇产后身体恢复，另外，在日常食物的选择上，可以根据产妇的个人喜好选择，不必刻意要求，妈妈们轻松愉悦的心情也非常重要。

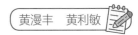

黄漫丰　黄利敏

不做产后大肚婆, 盆底肌锻炼怎么做?

孕妈妈产后盆底肌松弛怎么办? 凯格尔运动学起来!

首先我们要了解什么是盆底肌, 它是包绕骨盆的肌群, 又称为"肛提肌"。盆底肌如一张"吊床", 负责维持女性膀胱、子宫、阴道、直肠等脏器处于正常的位置。

一切增加腹压的因素都是危险的, 除了妊娠、分娩、盆底手术, 还有遗传、慢性便秘、长期搬重物、腹型肥胖、慢性咳嗽等。

凯格尔运动通过帮助产后妈妈收缩盆底肌, 增强盆底肌的力量, 改善盆底功能, 从而预防和治疗盆底肌松弛引起的各种疾病。

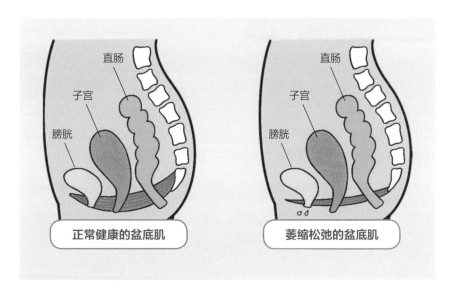

如何做凯格尔运动呢?

凯格尔运动三步学起来——一寻找、二收缩、三坚持。

1. 寻找 寻找盆底肌。

（1）方法 1: 排尿的时候突然中断尿液, 收缩的肌肉就是盆底肌。

（2）方法2：排气的时候憋住不放，收缩的就是盆底肌。

2. 收缩　收缩盆底肌。

（1）要领：产后妈妈将手放在肚皮上，放松大腿及腹部，让全身都处于放松状态，将注意力集中到骨盆，收紧肛门，这时肛门在慢慢向上移动，会阴部的肌肉也在慢慢向上移动，达到顶点后请维持3秒，一、二、三！然后缓慢放松肛门，这时感觉到肛门在慢慢地向下移动，到达自然状态后休息3秒，一套完整的凯格尔运动的动作就完成了。

（2）时间：每次做15~30分钟，每天3次或每天做150~200个。

对于有漏尿症状的产后妈妈，一般需要坚持6~12周才会有明显效果，若中断训练，症状会再次出现。

（3）注意事项：做前排空膀胱，选择一个舒服的姿势，站着、坐着或是躺着都可以，收缩的时间可以从3秒开始逐渐增加到10秒。强调一下，凯格尔运动是个不动声色的运动，如果你刚开始做的时候被旁边的朋友看出来了，那就是你做的动作不对了哦。

3. 坚持　坚持长期锻炼。

一般需要坚持6~12周才会有明显的效果，如果中断锻炼效果会大打折扣。

如果是产后妈妈，或是有漏尿、慢性咳嗽、肥胖等因素，尽早地开始凯格尔运动。长期坚持，随时随地做起来！

恶露无小事

产褥期子宫变化最大。在胎盘娩出后子宫逐渐恢复至未孕状态的过程称为子宫复旧。月子恢复中最重要的就是子宫复旧，而恶露的情况最能直观地反映子宫复旧情况。

什么是恶露？

产后随子宫蜕膜脱落，含有血液、坏死蜕膜等组织经阴道排出，称为恶露，也就是民间所谓的"污血"。恶露有血腥味，但无臭味，持续4~6周，总量为250~500 mL。

因其颜色、内容物及时间不同，恶露分为三类。

首先是血性恶露，含大量血液，色鲜红，量多，有时有小血块。恶露持续3~4天，出血逐渐减少，浆液增加，转变为浆液性恶露。浆液性恶露含大量浆液，色淡红。持续10天左右，浆液逐渐减少，白细胞增多，变为白色恶露。白色恶露含大量白细胞，色泽较白，质黏稠。白色恶露约持续3周干净。

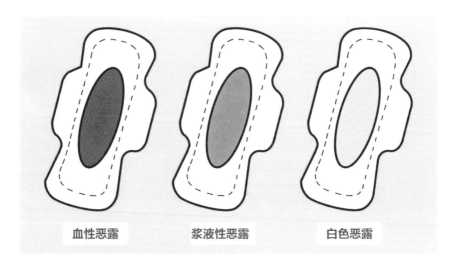

| 血性恶露 | 浆液性恶露 | 白色恶露 |

　　自此，产褥期结束也就是"大月子"结束，恶露贯穿于整个产褥期。恶露是否正常体现子宫复旧的情况。

　　恶露在整个产褥期是按血性恶露、浆液性恶露、白色恶露的固定顺序出场，若出场顺序有误、出场方式有误或时间过长均需要引起重视。

　　应每天观察恶露量、颜色及气味，记录恶露持续的时间。若子宫复旧不良，表现为血性恶露增多且持续时间延长；若突然血性恶露增多需警惕晚期产后出血；若合并感染，恶露有臭味且有子宫压痛；若宫腔内残留部分胎盘、胎膜或合并感染时，表现为子宫复旧不良，恶露增多，血性恶露持续时间延长并有臭味。

　　血是细菌最好的培养基。产褥期应尽量保持会阴部清洁及干燥，多清洗外阴，及时观察恶露情况。关注子宫复旧，科学合理坐月子，促进产后恢复，产后 42 天请去医院复查。

唐琦嫒

产后何时可以亲密接触？

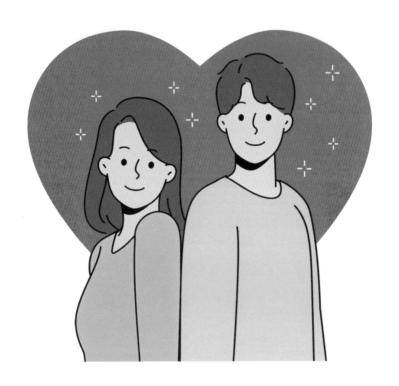

产后多久可同房？

生产完后感觉家里弥漫着满满的荷尔蒙气息，那么产后多久可以同房呢？你的身体准备好了吗？

无论是阴道分娩还是剖宫产的宝妈，医生一般建议产后 42 天到医院进行产后检查。医生会了解宝妈们哺乳喂养情况，检查会阴伤口、腹部伤口愈合情况，子宫复旧情况，还有阴道恶露是否干净，白带是否正常。对于妊娠期出现妊娠期高血糖、妊娠期高血压疾病、妊娠肝内胆汁淤积症等疾病，医生会检查血压、血糖、肝肾功能，了解产后妈妈相关疾病的恢复情况。除了身体状况，宝妈们的心理状况医生也会重点评估。

在产后 42 天进行产后复查时，如果宝妈感觉良好，身体检查各项指标都合格，会阴侧切或腹部伤口没有感染，愈合良好，恶露干净，白带正常，那么就可以开始性生活了。

产后同房要注意什么呢?

1. 同房疼痛　有些女性生产时出现阴道壁的裂伤，伤口缝合后可能导致阴道壁局部有瘢痕产生，同房时可能会出现疼痛等不适。雌激素水平低导致阴道组织仍然比较薄，这也是产后同房疼痛的原因之一。此时可以使用天然润滑剂减轻女性的不适感。

2. 注意避孕　因为产后月经复潮和排卵时间较难预料。一般来说，不哺乳的女性在产后 6~10 周月经复潮，产后 10 周左右恢复排卵。哺乳的产妇月经复潮延迟，有的哺乳期间一直月经不来潮，平均在产后 4~6 个月恢复排卵。也有的产妇即使月经不复潮也恢复排卵，此时同房仍有受孕可能。

因此，在不知道月经和排卵谁先恢复的情况下，你又不想过早再要一个孩子的时候，一定要采取避孕措施。

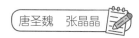

唐圣魏　张晶晶

产后抑郁 = 矫情? 听听专家怎么说

产后保健的小王在听到医生询问心情如何时，她和医生这样描述："都说妈妈对孩子充满母爱，母乳喂养多么重要，保持好心情多么必要，我也希望这样，婆婆、老公都让我不要多想，高兴一点儿，可我就是高兴不起来，总是想哭，总担心自己照顾不好宝宝，看身边谁都不顺眼，觉得生活没有意思，什么都没兴趣。身体恢复得也不好，吃也吃不下，现在也没有母乳了，有时候晚上睡不着觉特别烦躁，甚至想一走了之。我这是怎么啦?"

产后抑郁的常见表现

产后抑郁是产褥期（一般指产后 6 周内发病）以情感持续低落为基本特征的一种精神心理问题，可伴有思维和行动的改变及躯体症状。目前认为产后抑郁不是独立的疾病，而是特发于女性产后这一特殊阶段的抑郁症。抑郁症不是矫情，需要规范治疗。产后抑郁可表现为：情绪低落、兴趣和愉快感丧失、劳累感增加和活动减少、精力降低、注意力下降、思维迟缓、自我评价和自信降低、自罪观念和无价值感、悲观绝望、自伤自杀及杀婴的观念及行为、睡眠障碍、食欲及体重下降、性欲下降、非特异性的躯体症状；其他相关症状：焦虑、强迫观念、精神病性症状。

高发原因及危险因素

围产期抑郁是女性抑郁总体发病率的 2~3 倍，剧烈而持续的身心变化是一个重要原因。生理上，产后妈妈身体较为虚弱，需要他人帮助，而体内激素的急剧波动使得人变得敏感、脆弱，情绪也随之潮起潮落；心理上，产后妈妈角色变化，从妊娠期间被关注到产后关注孩子，心理上会需要一个适应过程；照顾孩子经验不足，各种措手不及，如果家人指责、批评、不理解则更易抑郁；另外产后家庭格局变化也是影响产后妈妈情绪的一个重要原因，二人世界加入孩子、老人、保姆，生活习惯、饮食习惯、喂养孩子的观念都不一样，说了怕闹矛盾，不说又委屈……诸多不良情绪难以及时宣泄疏导；生活上，没法外出，社交基本归零，工作暂停，注意力没法转移，完全都在孩子身上；每天穿着方便喂奶的衣服，私密性和尊严感被削弱；清醒和睡眠的界限消失，睡眠周期打乱，基本睡不了一个整觉。

此外，社会对胎儿健康、母婴互动的重视，媒体媒介的快速传播导致负面信息增加和信息过载，都给新手妈妈巨大的压力，而这无疑又增加了部分母亲的焦虑。

当合并不孕症病史、不良孕产史、睡眠差、严重分娩疼痛、妊娠并发症／合并症、胎儿畸形／疾病等躯体因素和既往有抑郁病史、阳性家族史、儿童被虐待或缺乏父母照顾、社会支持不良、个体心理因素、婚姻关系、压力、负性生活事件等心理因素时，产后抑郁发生的概率进一步提高。

产后抑郁的危害

1. 对于新手妈妈　产后抑郁不利于产后精力、体力恢复；增加产妇使用药物和酒精的风险；导致躯体疾病及产后问题的发生；严重者可能出现自伤自杀。

2. 对于家庭　可能导致夫妻关系不和；家庭矛盾增多、家庭破裂；经济负担加重；导致隔代抚养。

3. 对于子女　近期可影响哺乳及母婴互动，远期与子女生长发育及行为问题相关（围产期抑郁女性会使子女抑郁概率增加 70%），严重者可能出现杀婴行为。

产后抑郁的自我调节

1. 你不是一个人。

孕产期情绪问题很普遍，一些女性公众人物也在公开采访中表示自己在孕产期存在一定程度的情绪问题。研究表明 60%~80% 的新手妈妈都会经历产后情绪不良，如敏感、想哭、多疑、脾气大等，大多数妈妈一般在 2~3 周能自行缓解，也有一些发展为抑郁症。

2020 年 9 月，国家卫生健康委员会公布《探索抑郁症防治特色服务工作方案》，明确要求将抑郁症防治知识作为孕妇学校必备的科普宣教内容，将孕产期抑郁症筛查纳入常规孕检和产后访视流程中，鼓励各级医院以各种形式为孕产期妇女提供专业支持。国家层面的重视也恰恰说明了产后抑郁的普遍性和危害性。

2. 接纳一定程度的变化，理解自己的感受，适当表达与发泄。

俗语说，一孕傻三年。科学研究表明，妈妈们的智力没有明显下降，而是注意的范围变窄了。产后妈妈需要操心吃奶的时间、奶粉的种类、吃饱了还是吃多了、大便怎么样及其颜色如何、洗澡水温度是否合适、多久洗一次、什么时候打疫苗、什么时候添加辅食，事无巨细，对其他事情的关注就会减少。加上生活中的变化，出现情绪波动大多是正常的，及时向家人或朋友倾诉，理性表达当前自身的不适，释放不良情绪，寻求理解和支持，有助于情绪的调节，避免过度压抑。当然，过激的表达方式不可取。

3. 适当降低对自己的要求，避免自责，花一点儿时间和精力照顾自己。

妈妈们常常会希望用"最科学"的方法照顾孩子，给孩子"最完美"的爱。但"100 分"的要求无疑会让自己更加疲惫和委屈，也更容易引起矛盾。但科学和常识之间的差距也不是 0 到 100 的差距，只要不是原则问题，没有必要太过担心。宝宝刚刚出生，神经系统还没有发育完善，有的睡眠很糟糕，有的容易哭；有的妈妈做了大量的努力，奶水还是不够。这些问题很常见，并不是妈妈们的错。适当给自己一些照顾，放松一些，给自己和爱人一些共处的时间，做一些力所能及的运动，和朋友社交，愉悦自己，对自己、孩子、家庭都很重要。

4. 客观看待夫妻关系，避免互相指责，让爸爸参与孩子的照顾。

妈妈陪着宝宝慢慢成长，一个个体变成两个，每天抱在怀里哺乳，对孩子的一点点变化最为关注。而新手爸爸们缺乏这样的"共生"历程，往往进入角色比较慢，对自己的担心不那么理解；或因为"不按照我说的做"以及"不说他就不知道做"等情况让妈妈们生气；或因为没能处理好婆媳关系而让自己失望。实际上，新手爸爸们一下子达不到"期待"是情有可原的。爸爸们也是第一次做"爸爸"，也需要机会学习，尽量用正面的方式沟通，多加鼓励。有时候指责可能引起对方的反击或回避，互相指责只会让情况更糟。或许彼此都还是原来那个人，只是压力太大、关系太复杂，缺乏处理的经验，这时候就需要拨开迷雾和压力，客观地看待彼此的关系。作为伴侣，更应该在这个时候相互支持。或许对方做得还不够好，但我们都应该看到对方在用自己的方式在努力。

患者需要家人的支持

1. 看见是治愈的开始。

来自爱人、家人的理解和支持，对抑郁情绪的改善尤为重要。诸多研究表明，社会支持对产后妈妈的情绪改善功不可没，其中感受到来自丈夫的支持作用尤为突出。很多妈妈自己也不希望是这种状态，疾病是不可控的，理解她们的困扰，看见她们的痛苦，尽可能地去帮助她们、陪伴她们是疗愈的开始。

2. 不要急于让她"高兴点儿"。

作为爱人，往往希望对方是开心的，这无可厚非。很多时候，我们都对负面情绪缺乏耐心。于是，当看到或听到对方不开心，我们往往用道理、劝说的方式让对方"高兴点儿"，但简单粗暴地打断、指导、教育，不仅不能让对方真的高兴，反而让一些到嘴边的话压了回去。而如果连家人都不能理解，往往会加深新手妈妈们对"新"生活的绝望。因此，允许妈妈们有情绪，允许表达脆弱、担心、困惑、需要是十分重要的。

3. 爸爸积极参与育儿。

时下很多父亲被"邀请"或主动进行模拟分娩体验，多了一些对爱人的理解。但分娩只是育儿的开始，育儿的过程充满挑战。时代在发展，早已不是"男主外女主内"或"男人挣钱养家女人在家带娃"的旧时代，新手妈妈们已经天然承担了哺乳、带睡和宝宝互动的大部分任务，爸爸们也应该积极地加入育儿的队伍中。这既有助于在事实层面上帮助妈妈们分担任务，也在情绪层面上让妻子们感到有所依靠，并肩作战。而如果习惯于在另外的房间玩手机，回避育儿和交流，则可能导致妻子的失望，影响夫妻关系及家庭氛围。研究表明，父亲参与育儿有助于儿童的动作、语言、社交功能的发展，也有助于形成尊重、轻松、温暖的家庭氛围。

4. 积极寻求专业帮助。

抑郁情绪与抑郁症是不一样的。抑郁情绪和抑郁症在症状数量、持续时间、严重程度上有所差异，需要专业人员进一步评估和诊断。短期的抑郁情绪或许能自己"扛过去"，但专业的帮助也能够让您轻松一些；而抑郁症则需要专业医生的帮助，切勿讳疾忌医。经过系统、规范的治疗，绝大多数产后抑郁症都能缓解、康复。

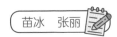

苗冰　张丽

产后头三天, 要不要发奶?

宝妈产后乳房不胀, 挤不出来乳汁? 宝宝总是哭泣表现出"找奶"的样子? 到底, 要不要发奶?

通常说的"下奶"是指乳汁大量分泌。其实乳汁在妊娠期就开始悄悄地形成了, 产后随着胎盘娩出, 催乳素、缩宫素水平急剧上升, 乳汁分泌自然"踏下油门"!

如何让母乳分泌速度再快一点?

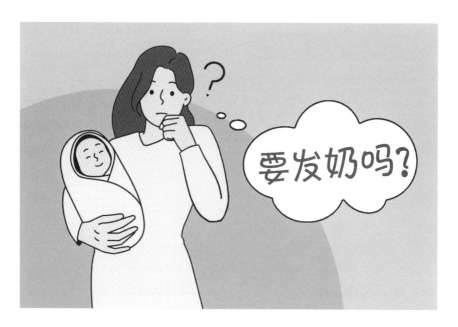

皮肤接触

宝宝出生以后, 把他放置于妈妈的胸腹部, 充分给予时间等待宝宝爬上乳房, 皮肤接触可以激发妈妈和宝宝的本能, 让他们相互熟悉, 越熟悉, 身体里产奶所需要的激素就会越来越好地发挥作用, 增加催乳素和缩宫素分泌量以及奶量。

皮肤接触时，要确保宝宝生命体征稳定，注意避免堵塞呼吸道，注意保护母婴安全。

频繁有效地吸吮

使用正确的抱姿和含乳姿势，宝宝的下颌贴在母亲的乳房上，嘴张得很大，将乳头及大部分乳晕含在口中，婴儿下唇向外翻，嘴上方的乳晕比下方多，宝宝含接姿势正确才能频繁有效地吸吮妈妈的乳房。

有效地吸吮使乳房收到越来越多和越来越频繁的信号——快快产奶！从而满足宝宝的需求，宝宝才是妈妈最好的开奶师！

放松心态，让自己舒适

分娩是一场体力劳动，妈妈们产后可能会感到疲惫。如果是剖宫产的妈妈，因为产后伤口疼痛可能会无法翻身和使用舒适的姿势哺乳。这时候，妈妈需要更多的帮助来找到最舒适的哺乳姿势。同时，宝妈和宝宝可以同步休息。

正常饮食，适量喝汤

产后妈妈为了"下奶"，常常会着急进食大量的"催奶"食物。但此时的胃肠道功能还没有完全恢复，很多妈妈因为产后过度进补而发热、堵奶等，反而不利于身体健康并影响了喂奶。

丰富的乳汁并不是被妈妈吃大量的食物"催"出来的，而是被宝宝有效地吸出来的。妈妈们应保持清淡易消化、营养丰富的食物的摄入，才有利于乳汁的生成。

王丽娟

乙肝、梅毒、艾滋病、感冒的妈妈
能母乳喂养吗?

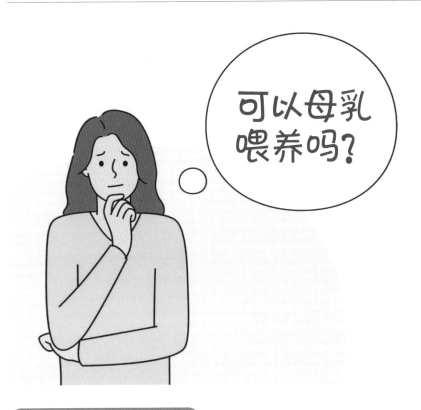

可以母乳
喂养吗?

给乙肝妈妈的喂养建议

可以母乳喂养。

乙肝病毒表面抗原阳性母亲,所生宝宝在出生 12 小时内要尽早接种首剂乙肝疫苗,同时在另一侧注射乙肝免疫球蛋白 100 IU 并按规定完成乙肝疫苗全程接种。与分娩时暴露的病毒量相比,母乳喂养暴露的病毒量很小,因此妈妈在宝宝接受免疫接种前就能开始母乳喂养。

妈妈乙肝病毒高载量或 HBeAg 阳性、乳头皲裂或损伤出血、肝功能异常，婴儿口腔溃疡或舌系带剪开造成口腔损伤等，均可哺乳。

给梅毒妈妈的喂养建议

在分娩前已接受规范治疗的，可以母乳喂养。

分娩前未接受规范治疗的，暂缓直接哺乳。建议妈妈将乳汁拔（吸）出来，经巴氏消毒或煮沸后可以喂给宝宝。建议梅毒妈妈接受规范治疗，待疗程结束后，再直接进行母乳喂养。如合并人类免疫缺陷病毒（HIV）感染，应选择人工喂养。

给艾滋病妈妈的喂养建议

提倡人工喂养，避免母乳喂养，禁忌混合喂养。

有人工喂养条件的尽量人工喂养。

因某些原因无法获得足够配方奶时可纯母乳喂养 6 个月（最好经消毒后喂养）。同时给予母亲和新生儿规范的抗艾滋病病毒治疗。

给感冒妈妈的喂养建议

流感病毒引发的感冒，能母乳喂养，但是注意隔离，避免直接哺乳。乳汁挤出后由他人喂养，无须消毒，母亲症状消失后可直接哺乳。

如果您在孕产期患有其他传染性上呼吸道感染，建议咨询产科医生或者到医疗保健机构的母乳喂养咨询室接受个性化的婴儿喂养指导。

给丙肝妈妈的喂养建议

丙肝病毒感染母亲可以进行母乳喂养，也应该鼓励母乳喂养。

如果母亲乳头破裂，有明显出血，建议患侧乳房暂停哺乳，健康乳房可继续哺乳。

给结核病妈妈的喂养建议

未经正规治疗的活动性肺结核母亲必须与婴儿隔离，避免直接哺乳。活动性结核经正规治疗 ≥ 2 周且痰结核菌阴性者，可解除隔离，也可直接哺乳。以下情况不能直接哺乳，但可间接哺乳：①孕期确诊肺结核，分娩时尚未开始治疗；②开始抗结核治疗但痰结核菌阳性；③ 乳腺结核；④ 急性粟粒性结核；⑤乳头或乳房存在破损；⑥合并 HIV 感染。间接哺乳方法用于① 和 ② 时，将母乳吸出或挤出至奶瓶，由他人喂养，乳汁无需消毒；用于③ ~ ⑤ 时，乳汁经巴氏消毒后喂养；用于 ⑥ 时参考 HIV 感染母亲的喂养方法。

母亲服用抗结核药物时，仍可以哺乳，乳汁中药物浓度很低，不必担心对婴儿产生不良影响。如果新生儿 / 婴儿也需要服用抗结核药物，则需考虑乳汁中药物的影响。抗结核药物每天服用 1 次，母亲服药前或刚服药后，乳汁中的药物浓度最低，可选择此时哺乳或将乳汁吸出后冷藏或冷冻保存，但应将服药后 2~3 小时药物浓度最高的乳汁弃去，以减少因哺乳而导致的药物叠加。

给水痘妈妈的喂养建议

妊娠期发生的水痘，如果在分娩前水疱已结痂脱落，产后可直接哺乳。分娩时水痘尚未结痂，或哺乳期发生水痘，如果水痘出现在胸部，避免直接哺乳，乳汁吸出或挤出后无须消毒，由他人喂养；如果水痘出现在乳房，不能直接哺乳，且乳汁吸出或挤出后，需经巴氏消毒后再喂养。

唐琦媛　汪倩

职场妈妈背奶记

既要养娃，还要养家，这份工作叫"妈妈"。

母乳含有 6 月龄内婴儿所需的全部营养；容易消化吸收，促进宝宝肠道发育；含丰富的抗体，增加免疫保护，宝宝少生病；促进宝宝智力发育，让宝宝变聪明。

母乳喂养能加快产后康复；有效帮助妈妈消耗妊娠期堆积的脂肪，促进形体恢复；降低产后焦虑、抑郁的风险等。

好处这么多，妈妈们是不是排除万难也想母乳喂养？把最好的爱给最爱的娃！

坚持母乳喂养的妈妈在结束产假即将返回职场时是不是有一堆的烦恼？有些单位比较人性化，专门为妈妈准备了哺乳室，方便妈妈随时给宝宝哺乳。万一没有哺乳室的妈妈们怎么办呢？要不要继续母乳喂养？还是为了孩子放弃工作？其实，这两者是可以兼顾的，让我为你排忧解难，做个快乐的背奶妈妈。

妈妈在上班前需要准备储奶袋或储奶瓶（玻璃或 PPSU 材质）、吸奶器（电动或手动的都可以）、隔热背奶包等。建议每隔 3 小时或者感觉奶涨时，洗净双手后找一个较为安全干净的地方用手挤奶或者使用吸奶器吸奶一次。

挤奶完毕要尽快将乳汁密封并按要求储存，储存母乳有什么要求？

冷藏和冷冻区彻底清洁，专区保存；理论上预计 24 小时内使用的乳汁收集后需冷藏（0 ℃～4 ℃），预计 24 小时内不会使用的乳汁收集后立即冷冻（-18 ℃以下）。冷冻母乳在冷冻室（-18 ℃以下）可保存 3 个月。

　　单位要是有冰箱可解决母乳储存问题，若单位没有冰箱，妈妈需要准备好冰袋或者干冰，加有冰袋或者干冰的隔热背奶包就是一个移动的临时"小冰箱"，将密封的乳汁放进去可保存数小时，回家后再存入冰箱。

　　从冰箱冷冻室取出的冰冻母乳，可提前 24 小时置于冷藏室解冻，或使用前放于 40 ℃～45 ℃温水中融化后使用（也可以使用温奶器设置在 42 ℃快速加热），不宜采用微波炉或者煮沸方法加热。当宝宝需要时，可将乳汁加热后用小勺、小喂杯或者奶瓶等喂给宝宝吃。

　　宝宝的吸吮刺激对保持泌乳量非常重要，因此妈妈下班回家后应尽可能亲自喂哺宝宝，多和宝宝亲密接触，以促进乳汁的持续分泌。

　　背奶妈妈不能忽视乳汁的卫生问题。一次性用物不能重复利用，可重复利用的背奶用物一定要做到一用一消毒。用专用的清洗剂、清洗刷反复清洗干净，放消毒柜内消毒烘干备用，拿取时使用专用的夹子夹取，以确保进入宝宝口里的乳汁是安全卫生的。

　　背奶问题各个击破，背奶包不简单，背的是责任，背的是 37 ℃恰到好处的爱！

唐琦媛

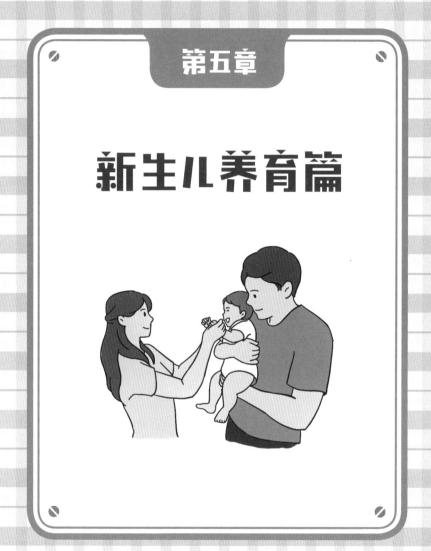

第五章

新生儿养育篇

新生儿的正常生理特点有哪些?

各位新手爸妈们,面对刚出生的宝宝,你们是不是经常有这样或那样的顾虑,宝宝是不是生病啦?宝宝这样正常吗?宝宝的有些表现其实是正常的生理现象,不用特殊处理。下面我们就来为各位宝爸宝妈一一解答疑惑。

宝宝怎么出生一天体重就变轻啦? ——生理性体重下降

出生 1~2 天,宝宝会出现生理性体重下降,一般会比出生时体重减轻 3%~9%,最多不超过 10%。主要是由于胎粪的排出、体内水分丢失过多,加上初生孩子吸吮能力弱、吃奶少,可以出现暂时性的体重下降,之后体重会逐步回升,大多在出生后 10 天左右恢复出生体重,这种现象称为生理性体重下降。

刚出生的宝宝皮肤粉嫩嫩的,过三天咋变黄了,像极了小老头。——生理性黄疸

足月儿的生理性黄疸出生后 2~3 天出现,4~5 天达高峰,4~7 天消退,最迟不超过 2 周,早产儿最迟不超过 4 周。黄疸期间一般情况好,不伴其他临床症状。

发生黄疸的原因是什么呢?这是因为新生儿出生后血氧分压比宫内高,不需要这么多红细胞,且新生儿红细胞寿命短,进而破坏增加,破坏的红细胞释放胆红素,而新生儿联结、运转、处理胆红素的能力尚不充足,加之胆红素可通过肠肝循环被重新从肠道吸收入体内,从而导致血液中未结合胆红素增高,这些未结合胆红素体现在皮肤上的颜色是黄色的,这就是新生儿出现黄疸的原因。

家长在家里如何判断宝宝黄疸的程度呢？目测法：在自然光线下，观察宝宝身体皮肤发黄的程度（面部黄染为轻度黄染，躯干部皮肤黄染为中度黄染，四肢和手足心黄染为重度黄染）。目测法因存在个体肤色差异及无法进行同质化比较，已逐渐被淘汰；建议遵医嘱在黄疸高峰期到社区或医院进行无创的经皮胆红素的监测。如宝宝的经皮黄疸值高于正常范围可进一步完善肝功能检查，了解宝宝血液内胆红素的水平，肝功能检查是诊断高胆红素血症的金标准。如宝宝黄疸高并达到光疗指征，应及时光疗退黄，以免黄疸进行性升高发生核黄疸，导致神经系统后遗症，影响宝宝的运动和智力发育。

如何尽快使生理性黄疸消退呢？让宝宝勤吸吮，保证充足的母乳摄入，如母乳不够者可以添加适量配方奶，让宝宝多吃、多排大便，口服益生菌调节肠道菌群，这些都可以促进黄疸消退。但是有些宝宝做到了以上几点，黄疸也可能高于正常范围，那就需要及时到医院检查，由医生判断是否需要干预。

哎呀，宝宝小小的，胸部怎么就发育了？——新生儿乳腺肿大

新生儿乳房肿大和泌乳是一种生理现象，男女新生儿出生后 4~7 天均可有乳腺增大，如蚕豆或核桃大小，有些宝宝可泌乳。这是胎儿在母亲体内受到母血中高浓度的促乳素等激素的影响，使乳腺增生造成的，一般 2~3 周以内症状自行消失，不需要处理，更不可挤压，以免引起乳房感染。

我家宝宝才出生不久就长牙齿了，是不是提前发育了呀？——"马牙"和"螳螂嘴"

新生儿口腔上腭中线和齿龈部位，有黄白色、米粒大小的小颗粒，看上去很像小小的牙齿，其实这不是牙齿，而是由上皮细胞堆积或黏液

腺分泌物积留形成，俗称"马牙"，数周后可自然消退；新生儿两侧颊部各有一个隆起的脂肪垫，俗称"螳螂嘴"，有利于吸吮乳汁。"马牙"和"螳螂嘴"均不可挑破，以免发生感染。少数新生儿在下切齿或其他部位有早熟齿，称新生儿齿，如活动度大怀疑掉落者可到口腔门诊就诊，通常不需拔除。

假月经

部分女宝宝出生后 1 周左右会有阴道流血的现象，妈妈在换尿布时看到阴道的血性分泌物，都吓了一大跳，担心宝宝是不是生病了。这种现象其实是正常的生理现象，我们称之为"假月经"。出现假月经的原因是胎儿子宫内膜一直受妈妈体内高浓度雌激素作用，出生后母体来源的雌激素突然中断，导致子宫内膜脱落流血。这个原理跟女性的"月经来潮"道理也是一样的。对于出现假月经的女宝宝来说，在护理期间，宝妈可以用干净的棉柔巾或纸巾轻轻清洁会阴部的血液及分泌物，不需要特殊用药，通常 1 周后假月经即可停止。另外，如果宝宝的阴道出血量较多，持续时间较长的话，宝妈宝爸们就要提高警惕，需要及时带宝宝去医院做全面检查。

宝宝鼻头长了许多密密麻麻的小白点点是什么？——粟粒疹

宝宝出生后在鼻尖、鼻翼、面颊部观察到小米粒大小黄白色皮疹，称为"新生儿粟粒疹"，是由于新生儿皮脂腺堆积形成，脱皮后自然消退。粟粒疹属于良性皮疹，不需要任何特殊处理。爸爸妈妈不要动手挤，更不能使劲擦宝宝脸上的粟粒疹，因为这样不仅没用，而且还会刺激宝宝娇嫩的皮肤，甚至感染留下疤痕。

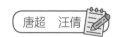

唐超　汪倩

新生儿尿尿与便便

关于新生儿大小便，爸妈要注意什么？新生儿一天大小便多少次算正常？

刚出生 24~48 小时

1. 小便　通常大多数宝宝出生后 24 小时内开始排尿，甚至有不少宝宝是边出生边小便，分娩时守护在宝宝身边的医护人员可以第一时间观察到宝宝人生中的第一次小便，少数宝宝在 48 小时内排尿。宝宝出生后的 1~2 天每天会小便 1~3 次，正常情况下颜色是淡黄色透明的。

温馨提醒：当宝宝喂养不足时，尿液浓缩颜色会变深，甚至出现橘红色的尿酸盐结晶，容易被误认为宝宝拉了血尿。经由医生检查排除泌尿系统疾病后，需要加强喂养，让宝宝获得充足的母乳或配方奶，尿液颜色异常就可以好转。

2. 大便　足月宝宝在出生后的 24 小时内排胎便，墨绿色、较黏稠，2~3 天排完。若出生后 24 小时仍不排胎便，应及时告知医生，以除外肛门闭锁或其他消化道畸形。

出生第 3 天

1. 小便　正常情况下，健康的宝宝在第 3 天小便次数为 3~4 次，但如果宝宝摄入不足或者天气炎热流汗较多时，小便量会减少，也需要加强喂养，摄入母乳或配方奶，而不是单纯只喂水。

2. 大便　胎便拉完了，宝宝会拉黄绿色的过渡便 1~2 天，接下来宝宝应排黄色的大便。

母乳喂养的宝宝会很快变为淡黄色黏稠的大便，每天 3~4 次。

吃配方奶的宝宝，第 3 天大便的颜色是褐色或黄色，每天 1~2 次，质地要比母乳喂养宝宝的黏稠。

出生 4~6 天

出生几天后，由于喂养方式不同（母乳或配方奶），宝宝的大小便情况也就会有差异。

1. 小便　正常情况下，从这个时候开始宝宝的小便次数会逐天增加，一天能小便 6~10 次甚至更多次。

温馨提醒：如果宝宝小便的次数每天不够 6 次，颜色也深，家长要考虑宝宝是不是存在"喂养不足"的情况。

如何看宝宝是不是喂养不足？看宝宝的尿量和颜色深浅，如果宝宝每天能有 5~6 个沉甸甸的纸尿裤，或尿得非常湿的尿布有 6~8 块或以上，那就说明宝宝能吃饱，是正常的。

2. 大便

（1）母乳喂养的宝宝，大便是金黄色糊状的，但不会有臭味，每天 4~6 次，有些吃得多的宝宝每天拉 10 次也算是正常的。

（2）配方奶喂养的宝宝，大便颜色是淡黄色，有奶瓣、有臭味，比母乳喂养宝宝的大便要干，每天 1~2 次。

（3）混合喂养（同时吃母乳和配方奶）的宝宝，大便颜色多是暗褐色的，闻起来臭味会很明显，大便量较多而且也比较软，次数每天不多于 5 次。

温馨提醒：如果家长发现宝宝拉的大便次数很多，每次量少且无渣，需除外腹泻；若带有脓血或黏液，需除外感染；若大便颜色呈灰白陶土色，需除外先天性胆道闭锁。以上这些情况都不正常，要及时去医院就诊。

出生 7 天

出生 1 周左右，宝宝的大小便会开始变得规律起来。

1. 小便　这个日龄的宝宝，每天小便 6~10 次，甚至多于 10 次，颜色为无色或淡黄色，没有异味。

2. 大便 出生 1 周后, 胎便已经排完, 变成正常的 "母乳便" 或 "牛奶便"。

出生 2~4 周

宝宝出生 2 周后, 经过与妈妈的磨合, 喂养已经变得规律, 大小便也就变得规律。

1. 小便 大多数宝宝, 每天小便能有 6~8 次 (或 5~6 次尿得较重的尿不湿), 当然吃得多的宝宝, 可能小便次数也会多。

2. 大便 家长会发现宝宝每次喂奶后都会拉臭臭, 这也是正常的, 每天大便次数能达到 3~5 次, 甚至 8~10 次或 10 次以上。

每个宝宝出生后, 生长发育和消化能力情况不一样, 大小便次数、体重增长等就会有差异。但只要宝宝有自己的规律, 每天吃奶、睡觉、大小便和精神状态都与平时差不多, 就是正常的, 家长就不用担心哦。

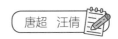

唐超 汪倩

孩子抱多了好不好?
——皮肤接触好处多

对于刚从母体出来的小宝宝在适应环境的过程中,往往更需要安全的支持,拥抱就是新生儿安全支持最普遍的方法,这种早期安全感的获得对宝宝一生都有重要意义。

很多新手父母,宝宝出生后,在面对宝宝应该多抱还是少抱上犯了难。如果一直抱着,担心抱太多会把他惯坏,总是抱着会影响脊柱发育。如果抱得少,又怕宝宝跟自己不亲,应该要多抱抱。

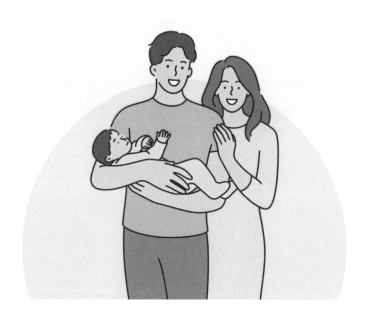

宝宝是要多抱还是少抱呢? 抱多久合适呢?

对于 3 月龄内的宝宝,身体还很柔软,骨骼的成长也不是很好,且这个阶段的宝宝睡眠时间很长,可达 16~20 小时。所以宝宝是睡着的状态,家人不必抱着。当宝宝醒了后,大人可以抱着四处走走、看看，并且轻声地同宝宝说说话、唱唱歌。既能让宝宝感受到爱，又能进行语言刺激，开发宝宝的大脑。特别是可以有意将宝宝的头部贴在身体的左侧，贴近父母心跳的地方，让宝宝感受心跳的节律，更有助于早期安全感的建立并促进睡眠，让宝宝更好地适应从宫内到宫外环境的过渡。

需要注意的是，由于这个阶段的宝宝头部控制能力不是很好，在抱着宝宝的时候，不管是横抱还是竖抱，都要用手轻轻托住头颈部，避免对宝宝健康造成危害。

之后，随着宝宝月龄的增加，爸爸妈妈可以根据宝宝的生长发育规律，与宝宝进行更多的互动，如帮助做一些帮助其骨骼及肌肉发育的运动训练等，而不仅仅是把宝宝搂在怀里抱着而已。

总而言之，婴儿多抱抱是有好处的，经常抱着的孩子体型会更好，宝宝与爸爸妈妈接触和互动（特别是拥抱）时间越长的宝宝，其亲子关系越紧密，性格也特别好。抱一抱孩子不仅不会惯坏他们，反而更有利于他们身体和心理的健康成长。已有研究表明，0~3 月龄的孩子在哭的时候，爸爸妈妈能够及时给予回应和拥抱，那么这些孩子长大到8~12 月龄时，会比同龄的孩子更不容易哭，婴儿哭闹次数的减少也会让爸爸妈妈在育儿过程中更有成就感，表现出更多的耐心。

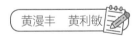
黄漫丰　黄利敏

袋鼠妈妈有个袋袋
——新生宝宝育儿神器

袋鼠式护理是将宝宝趴在父母（或其他亲属）胸前，通过皮肤与皮肤的接触，让宝宝感受到父母的心跳及呼吸声，仿照子宫的环境，让宝宝可以在父母的拥抱及关爱中成长。新手爸妈会不会感觉这种照顾方式就像袋鼠妈妈养育袋鼠呢？这种方法不仅适用于早产宝宝，也适用于正常足月宝宝。

给宝宝做袋鼠式护理有什么好处？

袋鼠式护理有助于维持宝宝的体温，促进宝宝睡眠及生长发育，帮助宝妈进行母乳喂养，促进亲子关系的建立。同时，由于宝宝刚出生后的体温调节中枢尚未发育成熟，对陌生环境的适应性不强，因此，营造一个稳定的外界环境有利于宝宝在适应环境过程中早期安全感的建立，对宝宝一生都有重要意义。

谁可以给宝宝做袋鼠式护理？

一般的袋鼠式护理主要是宝妈进行，但其实所有的家庭成员都可以做。特别是鼓励宝爸参与，通过袋鼠式护理促使宝爸全面参与新生儿的照料，可增加宝爸对宝宝的亲密感和责任感，营造一个温馨融洽的家庭氛围。同时，爸爸的参与也能让妈妈产后得到更好的休息，进而有充沛的精力和稳定的情绪照顾宝宝，这些都能为宝宝的后续生长发育打下很好的基础。

如何给宝宝做袋鼠式护理？

1. 在进行袋鼠式护理之前，需要完成以下准备：

（1）环境：安全、温暖（室温 24 ℃～28 ℃）、隐私、无噪声，房间内可播放轻柔音乐。

（2）物品：柔软舒适的床、沙发或靠椅，婴儿被或毛毯、搁脚小凳等。

（3）宝爸宝妈：先上厕所、洗手、身体清洁（无皮肤疾病），保持轻松愉快的心情，穿着前开式宽松棉质上衣并移除项链、手链。妈妈需脱下内衣，若有乳汁溢出情形时可准备小毛巾擦拭。

2.准备工作完成以后，就可以开始袋鼠式护理了：

（1）宝爸宝妈穿可从正面解开的衣物，半坐于沙发、靠椅或床上。

（2）宝宝脱去衣服，穿纸尿裤，戴帽子。

（3）将宝宝竖着趴睡于两侧乳房中间，胸部紧贴宝妈或宝爸的胸部，手臂和腿部自然弯曲，宝妈或宝爸一只手托住宝宝的头颈和肩背部，另一只手托住宝宝的臀部，同时确保宝宝的头部偏向一侧，可在宝宝的背上盖小毛毯或婴儿被。

（4）在袋鼠护理过程中，宝妈或宝爸可以与宝宝轻声说话、唱歌

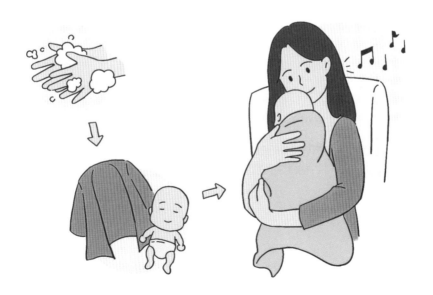

等，也可以用手抚摸宝宝。

3. 袋鼠护理过程中，宝妈或宝爸需要注意保障宝宝的安全

（1）如果宝妈或宝爸有发热、咳嗽、感冒的症状，不宜做袋鼠式护理。

（2）不建议在宝妈或宝爸睡眠或平躺时进行袋鼠式护理。

（3）宝妈或宝爸在进行袋鼠式护理时，避免进食热饮或较烫的食物以防烫伤宝宝。

（4）环抱宝宝要注意防滑落及坠床，袋鼠式护理期间严密观察宝宝的面色和呼吸。

袋鼠护理是很好的新生儿护理方式，从出生就可以开始做，推荐每天至少坚持 1 小时，坚持的时间越久，宝宝也越受益。

黄漫丰

我们可以亲吻宝宝吗?

新手爸爸妈妈对于自己的新生宝宝是含在嘴里怕"化"了,捧在手里怕"摔"了,时不时想亲近一番,那么问题来了,我们可以亲吻宝宝的小嘴巴吗?答案是"不",这样对宝宝可能并不安全。

首先,亲吻宝宝嘴巴很有可能将自己身上的人类疱疹病毒四型(EB病毒)"转移"到宝宝身上,EB病毒常潜伏在鼻咽部附近。所以唾液中常会见到它们的踪迹,通过亲吻可以传染给宝宝,宝宝免疫力低下,EB病毒感染可能导致传染性单核细胞增多症,即俗称的"亲吻病"。

其次,亲吻宝宝可能将幽门螺杆菌传播给宝宝。幽门螺杆菌一级致癌,通过唾液传播。大部分宝宝感染幽门螺杆菌后无症状,但还是有10%~15%的宝宝出现临床症状,最常见的包括慢性胃炎及消化性溃疡。

最后,很多常见病毒也可以通过唾液传播,如流感病毒、轮状病毒、肠病毒(手足口病)等。

那么多病毒围绕在我们身边,是不是我们就不能亲小宝贝呢?其实我们做到以下几点,可以安全地亲吻宝宝。

1. 亲吻宝宝脸颊、额头、小手,尽量少亲吻宝宝小嘴巴。

2. 避免共食、共用餐具。

3. 家长出现咳嗽、流鼻涕、喉咙痛等症状时,不应与小婴儿亲密接触,最好戴口罩。

4. 照顾宝宝前要洗手。

让我们安全地亲近宝宝,亲吻脸颊及额头、拥抱、牵手,让他们充分地感受到家人的爱,愿每个宝宝都健康快乐成长。

彭湘莲

怎么判断宝宝吃饱了?

很多新手妈妈都会遇到一个难题:如何判断宝宝吃饱了没有?有时候宝宝吃了很久,不知道该不该继续给宝宝吃;有时候,宝宝又只吃了一点点,就不想吃了,不知道宝宝到底吃饱了没有。

其实,判断宝宝有没有吃饱,看下面这 5 个指标就可以。

看动作

新生宝宝吃饱了会自己吐掉奶头或停止吃奶,开心地笑或者会香香地睡去。如果吃完奶后宝宝仍哭闹不安,或睡不到 2 小时又醒来哭闹,表示没有吃饱,应再予喂哺。

看体重

足月出生的宝宝 1 个月后体重可增长 1~1.5 kg,3 个月时体重约为 6 kg,1 岁时体重约为 9 kg。如果宝宝的体重小于平均值的 10%,则可能是奶水喂养不足。

看便便

宝宝排出胎粪后,每天至少会大便 3 次,如果便便次数少于 3 次就可能是母乳没吃够。3~4 周时,宝宝排便的次数会变为 1 天 1 次或几天 1 次,这是因为宝宝在"攒肚子"。

看尿量

宝宝出生第 6 天,每天至少要换 6 次尿布。若尿布沉沉的,说明宝宝已经吃饱,小便浅黄清亮为宜。如果尿布上有橘色或淡粉色结晶,就说明宝宝摄入过少,需要加强母乳或配方奶喂养。

看乳房

喂奶后妈妈的乳房明显变软，饱胀感消失，说明宝宝吸奶较多，是吃饱了的表现。若里面还硬硬的，说明奶水没吸充分。只要宝宝体重增长正常，屎尿正常，小脸也经常乐呵呵的，这就说明宝宝吃饱了。

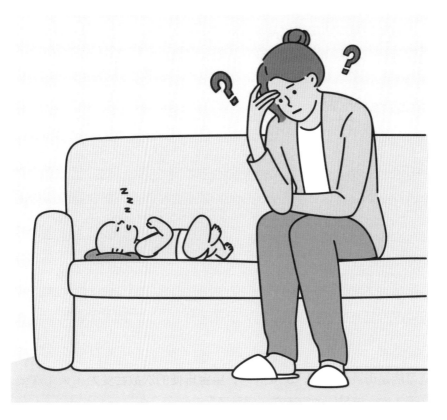

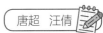
唐超 汪倩

刚出生的宝宝怎么睡不醒?

新手妈妈们肯定都有个疑惑:为什么看朋友圈里,妈妈们"晒"出来的宝宝不是在喝奶,就是睁着眼睛玩儿,可爱极了。而我家的宝宝却一直在睡,弄都弄不醒,我想拍张清醒时的照片可太难了!

其实睡眠对新生宝宝来说可太重要了,比喝奶和玩耍还要重要。因为新生宝宝大脑皮质兴奋性低,受到外界刺激后很容易发生疲劳而进入抑制状态。所以宝宝刚出生后,除了吃奶、换尿布、洗澡外,几乎所有时间都在睡觉,这是一种正常现象。

对于大部分的宝宝来说,出生后头两小时,都处于一个安静而清醒的阶段,对这个世界充满了好奇。然后,依次进入浅睡眠、深睡眠。在出生后的第一个 24 小时,宝宝的睡眠可能占据大多数时间,到了第二个 24 小时,宝宝清醒过来的次数明显地增加了,寻找乳房的动作越来越密集,哭泣的次数也越来越多。之后,随日龄的增加,小儿睡眠时间逐渐缩短。一般来说,处于新生儿期的宝宝一昼夜的睡眠时间为 18~22 小时。

宝宝在熟睡时,大脑分泌的生长激素是清醒时的 3 倍,非常有助于促进宝宝的生长和发育。有充足睡眠的宝宝,才能精力充沛、食欲良好、身心健康哦!

赵明敏

宝宝是个"小睡渣"

你见过凌晨 2 点的夜空吗？

自从当了妈，别说是凌晨 2 点的夜空，我们见过太阳升起前后的每一个瞬间。从此后内心只有一个念想：宝宝快睡吧，我也想睡。

今天，我们就来说一说宝宝夜醒的那些事。

肠胀气

刚出生的宝宝因肠胃发育不完善，很容易出现肠胀气、肠绞痛的现象。具体表现为宝宝肚子鼓鼓的、小脸经常憋得通红、哭闹不安等。这样会导致宝宝入睡难，入睡后也容易醒。宝妈平时要多注意给宝宝做排气操，注意母乳喂养姿势和奶粉冲泡方法，避免宝宝摄入过多气体。也可通过袋鼠式护理、飞机抱和顺时针按摩腹部等方法缓解胀气不适。

猛长期

1 岁以内的宝宝，不定期会出现快速生长，宝宝的身高、体重以及脑容量都会快速增加。突然的猛长会导致宝宝吃奶量变大，变得频繁无规律，所以会导致宝宝睡眠时间变短，吃奶急，脾气暴躁等。这个时候的宝宝需求量会增加，宝妈不用焦虑，多让宝宝吸吮，通过多吸吮的方式也会刺激奶水量的增加，无须刻意添加配方奶。也可以通过带宝宝出门、宝爸多陪伴、唱歌、做抚触等安抚方式度过猛长期。

大动作的发育

当宝宝逐渐学会俯趴、翻身、爬行、行走、跑跳等一系列大动作时，就可能会出现频繁夜醒的情况。因为宝宝不止白天清醒的时候会练习，在夜晚睡觉的时候，也会因为一个翻身把自己给翻醒，或是突然坐起来把自己吓醒等。家长可以让宝宝在白天的时候多运动，多消耗消耗精力，这样在晚上的时候容易入睡，夜间惊醒时，尽快安抚宝宝，帮助宝宝继续入睡。随着宝宝对新技能的掌握越来越熟练，由于运动发育导致的睡眠干扰也会越来越少。

出牙期

当宝宝开始出现口水变多，喜欢咬奶头、啃玩具的时候，就是到了出牙期。这个阶段的宝宝往往会因为出牙期口腔不适变得烦躁易怒，而出现频繁哭闹、夜醒等问题。面对出牙期的宝宝，没有什么有效的办法，家长只能多一些耐心，多安抚一下宝宝的情绪。

长期夜醒

如果宝宝的夜醒现象已经持续一段时间了，那我们需要重新帮助宝宝建立睡眠习惯，培养自主入睡。自主入睡可以帮助宝宝晚上睡得更久一些，夜醒也少一些。比如帮助宝宝分清昼夜，避免昼夜颠倒。同时，有意识地避免吃睡、抱睡的习惯。

关于宝宝睡眠，各个平台推荐的方法不胜枚举。但不管怎么样，即使所有的方法最后都以失败告终，宝妈也不用过于焦虑。享受和宝宝一起的过程，一起成长的时光，因为他终会长大。

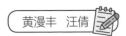

黄漫丰　汪倩

新生儿打喷嚏是感冒了吗?

初为人父人母,很多新手爸妈面对刚刚出生的新生儿总是显得手足无措。刚出生的宝宝无法言语,身体比较柔弱,往往只能通过哭泣表达他的情绪,以至于任何的风吹草动都牵动着一家人的心,然而很多时候新手爸妈一不小心就陷入了误区。

有一种误区叫"宝宝打喷嚏 = 感冒"

一部分新生儿在出生的头几天会出现打喷嚏的现象,于是就出现以下一幕:炎炎夏日,大人们穿着短袖,吹着空调,却给新生儿裹上了二三层的被子。那么宝宝打喷嚏就真的是感冒了吗? 当然不是。

怎么判断新生儿打喷嚏是不是感冒呢?

1. 不伴有气促、咳嗽、反应欠佳　如果没有明显的感冒患者接触史,无气促、咳嗽、流涕等呼吸道表现,打喷嚏本身是身体的一种正常现象。因为新生儿呼吸道管腔狭窄,黏膜柔嫩,血管丰富,纤毛运动差,接触冷热空气或环境中的粉尘等过敏原,易发生打喷嚏这个保护性的动作。通过打喷嚏可以清理鼻腔中的异物,把异物连同分泌物一起排出体外,绝大多数情况下宝宝打喷嚏属于正常生理现象,家长可以不用过分担心。

2. 伴有气促、咳嗽、纳差、反应差,甚至发热　如果近期接触了感冒患者后出现咳嗽及打喷嚏,考虑上呼吸道感染可能性大。如新生儿持续气促——呼吸超过 60~70 次 /min,这个时候需要考虑肺部感染。如果同时还有明显的其他症状,比如发热、纳差,则需要警惕新生儿败血症等全身感染。以上情况均需要去医院寻求进一步的诊治。

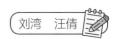

刘湾　汪倩

新生儿产瘤和头颅血肿

产瘤是怎么形成的?

产瘤,又称头皮水肿或先锋头,是由于分娩时新生儿头皮循环受压,血管通透性增加,导致的皮下水肿。多发生在胎头的先露部位,即宝宝脑袋最先露出来的部分,出生后即可发现。

产瘤长什么样呢? 怎么处理呢?

一般产瘤出生时就能发现,肿块边界不清,不受骨缝限制,可蔓延至全头,头皮红肿,柔软,无弹性,压之下凹,无波动感,一般出生后2~3天即可消失,不需任何特殊处理。

哪些情况下容易发生产瘤?

当妈妈的产道和胎儿的胎头在分娩过程中存在摩擦受力,或者宫缩力量太强娩出太快,或者宫缩太弱产程太久,都容易发生产瘤。

如此,各位宝爸宝妈,终于可以放下心来了吧!

除了产瘤,还有一种常见的特殊情况,叫作头颅血肿,是由于分娩过程中骨膜下血管破裂、血液积留在骨膜下引起的一种边界清楚,波动感明显的包块,其表面皮肤颜色正常,出生后即可发现,常常需要6~8周才吸收,有些大血肿需要2~3个月才能完全消退。血肿小的不需要治疗;血肿大的宝宝常导致黄疸深和贫血,需要注意黄疸监测和血常规的检查。有时产瘤与血肿并存,待产瘤消退后才显示出血肿。宝宝出生后2~3天,如果突然发现宝宝头部出现有波动感的包块那就要注意啦,这有可能是头颅血肿。

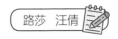

路莎 汪倩

新生儿锁骨骨折怎么办?

为什么刚出生的宝宝就锁骨骨折了?

新生儿锁骨骨折是分娩导致的骨折中最常见的一种。难产、胎儿转位幅度大、巨大儿发生率高。多发生在锁骨中段外 1/3 处,此处锁骨较细,无肌肉附着,当胎儿肩娩出受阻时,S 型锁骨凹面正好卡在母亲耻骨弓下,容易折断。

大部分锁骨骨折的宝宝无明显症状,故易漏诊。患侧上臂活动可能减少,或者被动活动时哭闹。

宝宝锁骨骨折了怎么办?

一般不需要特殊处理,绝大多数患儿可自行愈合,一般 2 周可愈合。平时体位:宝宝平卧,患侧肘部屈曲 90°前臂处胸前的功能位,也可用包被打蜡烛包将前臂固定于胸前,2 周后复查胸片,了解愈合情况。还需注意:

1. 母乳喂养的注意事项　采用环抱式的姿势或采用患儿健侧在下的侧卧姿势进行哺乳;在哺乳的过程中,避免患儿患侧上肢受压,避免牵拉患侧上臂(患侧上肢大幅度地前屈、后伸、上举),避免从患儿腋下将患儿抱起。

2. 进行沐浴的注意事项　应先脱健侧衣服,后脱患侧衣服;沐浴结束后,则应先穿患侧衣服,后穿健侧衣服,动作尽量轻柔。

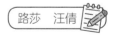

路莎　汪倩

宝宝呛奶了怎么办?

当妈妈后最害怕什么?很多妈妈都会说,怕自己出意外,更怕孩子出意外。而呛奶就是新生宝宝常见的一个"意外"事件。

为什么新生儿容易呛奶?

1. 生理因素

(1)胃容量小:宝宝胃的容量,1~2 日龄为 7~13 mL,3~7 日龄为 30~60 mL,1~3 月龄增至 90~150 mL,到 1 岁时也仅为 250~300 mL。一旦喂奶过多,宝宝的胃就很容易胀满并将容纳不下的奶液吐出来。

(2)胃部结构发育不全:宝宝的胃壁肌肉和神经发育尚未成熟,肌张力较低,同时宝宝的胃呈水平位,贲门发育不完善,括约肌较松弛,不能很好地进行收缩,容易被奶液冲开发生倒流。而幽门括约肌又较发达,关闭较紧,使奶液通过缓慢,容易反流回食管,由口腔溢出。

(3)消化酶活性低:宝宝体内分解乳糖的乳糖酶、分解蛋白质的蛋白酶均比成人少,且酶活性低,容易因乳糖和蛋白质消化不良而引起胀气。

2. 喂养方式

(1)喂奶时吸入空气:宝宝哭闹、吃奶过急、衔乳姿势错误、吸奶时间过长等,都容易让宝宝吸入空气到胃内,引起腹胀。

(2)喂奶过度:总担心宝宝吃不饱,一哭就喂。或者母乳流出太快,奶嘴出奶孔过大,造成宝宝吃奶过多,从而吐奶。

(3)体位不当:仰卧或者侧卧位喂奶,都容易造成奶水反流。另外,喂奶后将宝宝平放,或是过多地翻动宝宝,如马上给宝宝换尿布、换衣服等导致体位改变过大或频繁的动作,也容易引起宝宝呛奶。

3. 病理因素

（1）感冒咳嗽：当宝宝感冒时，经常会出现恶心、反胃的现象，可能会加重呛奶的情况。

（2）病理疾病：常见的有胃食管反流、食物过敏、感染、幽门痉挛、肥厚性幽门狭窄等。

如何预防呛奶？

1. 哺乳时机适当　减少每次喂奶量，做到少量多次。不要等宝宝太饿才喂奶，宝宝吃得太急容易呛咳，发生意外。尽量选择在宝宝平静时喂奶，如遇宝宝哭闹、大笑、咳嗽时，可暂停喂奶。如果宝妈奶水较多，在喂奶前可先手挤奶排出一些，以免在宝宝吸奶时呈喷射状。

2. 哺乳姿势适当　最佳的喂奶姿势是坐位环抱式，即宝宝斜躺在妈妈怀里，让宝宝身体倾斜30°～45°并抬高头部。

3. 及时正确拍嗝　喝完奶后，不要着急将宝宝平放，将宝宝直立抱起，趴在大人的肩膀上，手掌拱起呈空心状，轻轻拍打宝宝后背中上部，帮助宝宝排出胃内空气。切忌让宝宝趴着睡，避免窒息。

呛奶后如何进行急救？

如果宝宝在哺乳后不久即出现不停挣扎、频繁咳嗽、面色嘴唇青紫或呼吸困难时，就要高度考虑呛奶。在宝宝呛奶后的4分钟内，家长进行正确急救能帮助宝宝转危为安。

1.1岁内宝宝的拍背压胸法　当宝宝呛奶程度较轻，如有咳嗽，但是没有面色发紫的表现，可将宝宝俯卧位趴在大人前臂，头部前倾，在其肩胛中间快速用力拍背，直至奶液排出，能听到宝宝大声哭泣。

如果宝宝呛奶的程度较重，无法咳嗽、呼吸、哭泣，有面色发紫表现，应俯卧位趴在大人前臂，头部前倾，在其肩胛中间快速用力拍背5次。接着翻转过来，仰卧位躺在大人双腿间，在胸骨下半段，用食指及中指压胸5次，按压深度为胸廓前后径的1/3~1/2，5次拍背5次压胸，再重复以上动作直至奶液排出。

需要注意的是，呛奶后要保持头低位进行急救，千万不可竖抱，以免加重窒息危及生命。

2. 清理口腔　第一步结束以后，可用干净的手帕或棉柔巾绕在手指上，伸入婴儿口腔，将奶水等残渣清理出来。

3. 观察呼吸　如宝宝哭声微弱，可以用力拍打婴儿足底，刺激宝宝大声啼哭，保持气道通畅。当宝宝把呛进去的奶水全部排出，哭声洪亮、面色红润，说明暂无大碍了，注意继续观察呼吸和面色即可。

如果不能缓解，立即拨打 120 或前往最近医院求助医务人员，须保持继续拍背压胸的基础上，直到医务人员接管宝宝。

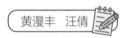

黄漫丰　汪倩

新生儿黄疸

新生儿为什么普遍会出现黄疸呢?

许多宝宝出生 2~3 天后会出现皮肤和巩膜(即眼球外围的白色部分,俗称"白眼珠")发黄,这种情况有可能是宝宝生病了,新手爸妈一定要重视。

刚出生的宝宝血液中的红细胞数量较多,主要是胎儿红细胞,其寿命短,衰老后破裂会释放出大量的胆红素,胆红素首先在肝脏代谢,进入肠道后随大便排出。但是宝宝的肝脏发育不成熟,清除血液中胆红素的能力低,因此就会导致血液中胆红素水平增高。

过去,人们通过观察身体皮肤发黄的部位来判断黄疸的严重程度,初始时皮肤黄染开始于宝宝面部,提示轻度黄疸;然后向下发展到胸部、腹部,提示中度黄疸;最后沿着前臂、大腿蔓延到手心、脚心,提示宝宝到了重度黄疸。

现代医学条件下,医务人员初始采用无创的经皮胆红素监测,用小小的"手电筒"在宝宝皮肤上点几下,便能得出黄疸值。如测出的黄疸值已经超过正常范围,就需要进一步抽 2mL 血检查肝功能,肝功能中的胆红素是医学上判断宝宝体内黄疸程度的"金标准"。

宝宝黄疸通常有两种类型:生理性黄疸、病理性黄疸。生理性黄疸一般在出生 2~3 天后出现,4~5 天达高峰,5~7 天内消退。生理性黄疸对宝宝的身体没有影响,宝宝食欲和精神状态都是正常的,家长不用担心,只需要定期监测黄疸水平。

病理性黄疸,也叫"高胆红素血症",是宝宝血中胆红素异常升高。如果血液里的胆红素实在是太高了,甚至可以通过血脑屏障,引起胆红素脑病,出现不可逆的神经系统后遗症,影响宝宝的运动和智力发育。

宝宝黄疸一般怎么监测呢?

　　住院期间医生会为宝宝每天监测经皮胆红素 2~3 次。出院后宝妈宝爸千万不要大意,宝宝出生后一周内每天要监测黄疸。部分有高危因素的宝宝,比如感染、母儿溶血、葡萄糖 -6- 磷酸脱氢酶缺乏症(蚕豆病)家族史、上一胎宝宝黄疸指数高等,出院后要按照医生要求定时返院监测黄疸,每天 2~3 次。

宝宝黄疸一般怎么处理呢?

　　如宝宝黄疸测值正常,家长要在医生指导下给宝宝服用益生菌调节肠道菌群,多喂奶促进黄疸从大便排出。如果宝宝已经诊断为高胆红素血症,宝宝需要照射蓝光治疗,医生会根据黄疸的严重程度评估宝宝在日间光疗室进行门诊治疗,或是去新生儿科进行住院治疗。如果宝宝的胆红素实在是太高了,达到危险性水平,需要立即住院,甚至可能需要换血治疗。

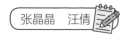
张晶晶　汪倩

宝宝黄疸竟和母乳有关

新手爸爸小张每天抱着宝宝按照医生要求到社区检测黄疸，可出生快两周了，宝宝的黄疸指数还是一天天增高：13，15，17……

眼见宝宝越来越黄，小两口坐不住了，赶紧抱着宝宝来看医生。医生经过详细问诊、体格检查、完善血常规肝功能等检查，告诉小夫妻："宝宝情况都好，初步考虑母乳性黄疸。"

"母乳还会引起黄疸？那以后还能不能喂母乳？"

别着急，让医生来带你认识母乳性黄疸。

母乳为什么引起黄疸？

1. 早发型母乳性黄疸　由于摄入母乳量不足，胎粪排出延迟，使引起黄疸的胆红素重吸收增加，导致黄疸水平高于人工喂养新生儿，甚至达到需要干预的标准。此种黄疸实际上是一种饥饿性或部分饥饿性黄疸。

2. 晚发型母乳性黄疸　与部分母乳中的 β-葡萄糖醛酸苷酶水平较高有关。常出现于出生一周后，两周时达高峰，然后逐渐下降，若继续母乳喂养，黄疸可持续 4~12 周。

母乳性黄疸的诊断

母乳性黄疸是排他性诊断，首先要排除感染性、溶血性、免疫性等多种因素，才能考虑母乳性黄疸。其特点有以下几点：

1. 宝宝为纯母乳喂养或以母乳喂养为主。

2. 黄疸出现于出生 3~5 天后，并逐渐加深，持续不退的时间长于 2 周。

3. 黄疸以轻中度为主，少数重度。

4. 宝宝一般情况好，精神食欲好，生长发育良好，停母乳 48~72 小时，黄疸明显减轻。再哺乳又加深。大概有 1/3 的母乳喂养新生儿都会出现母乳性黄疸。

母乳性黄疸的治疗

1. 轻度母乳性黄疸：不需要干预，也不建议停母乳喂养。

2. 中度母乳性黄疸：TCB（黄疸指数）≥ 15 mg/dL，可以日间光疗，并试停母乳，口服益生菌。

3. 重度母乳性黄疸：TCB ≥ 20 mg/dL，建议住院治疗。

母乳性黄疸的预防

1. 早开奶，出生后 1 小时内开奶。

2. 勤喂养，每天让宝宝吸吮 8~12 次。

3. 适当补充益生菌。

4. 每天监测黄疸，若宝宝黄疸指数达到干预水平，可采用蓝光光疗。

经过医生的讲解和安慰，小张夫妻终于放下了心里的石头，在医院做了日间光疗，宝宝的黄疸指数明显下降。

彭湘莲

爸爸，你会换尿片吗？

新手爸爸看过来！我们一起学习怎么给宝宝换尿片吧！

首先要做好充分准备：干净的纸尿裤、纸巾、湿纸巾、棉柔巾或毛巾、温水、护臀霜。

让宝宝平躺，解开纸尿裤，注意粘好魔术贴。

一只手将宝宝的脚踝轻轻抬起，另一只手将脏的纸尿裤向内折叠，垫在宝宝的屁股下面。

其次用纸巾或湿纸巾把屁股由上而下擦拭干净，再用棉柔巾或毛巾蘸温水擦洗，注意要从前往后擦拭！

然后用纸巾把屁股上的水分吸干，拿掉脏的纸尿裤，将干净的纸尿裤垫在宝宝的腰下，均匀涂抹护臀霜。

最后把两端的魔术贴粘贴好，用手指调整好纸尿裤的边缘，将手放在宝宝的腹部，感受纸尿裤的松紧度，能容两指为宜。

如果宝宝脐带未脱落或刚脱落，需要将纸尿裤进行反折，避免尿液浸湿造成感染。

你学会了吗？

郭晶晶

宝宝红臀了怎么办?

新手宝爸宝妈们,如果你们发现宝宝的臀部、大腿内侧及外生殖器等处皮肤发红,还有许多小红点,你们会不会变得手足无措?

其实不用太担心,这就是我们常说的宝宝"红屁股"。医学上新生儿红臀也称尿布皮炎,是新生儿期的一种常见和多发的皮肤损害性疾病。主要表现为肛周、会阴部和腹股沟皮肤潮红、糜烂、溃疡,伴散在红色斑丘疹,或脓点及分泌物。那让我们一起来看一看红屁屁产生的原因。

红臀产生的原因

1. 新生儿自身皮肤因素 皮肤屏障功能发育未完全,对外界刺激反应敏感,是新生儿红屁股的主要原因之一。

2. 所患疾病方面因素 经常性腹泻,导致臀部皮肤湿润,病菌大量繁殖,也很容易出现感染和红屁股的现象。

3. 护理因素 不注意臀部的皮肤清洁卫生,没有经常擦洗,或是贴身的衣物、被褥不经常更换等。

4. 尿片因素 使用的尿布或者纸尿裤透气性不好,或者尿湿、拉大便以后没有及时更换,使臀部皮肤处于潮湿和被污染的环境中,也是导致新生儿红屁股的重要因素。

5. 喂养因素 纯母乳喂养的宝宝比配方奶和母乳混合喂养的宝宝发生红臀的机会小。这与母乳喂养宝宝的尿液和粪便中的 pH 偏酸性有关。配方奶喂养的宝宝粪便中的 pH 为碱性,易使病菌繁殖,而且大便中的消化酶在碱性环境中被活化,进一步刺激皮肤引起红臀。

另外环境潮湿或者是皮肤过敏、身体免疫力低下、患有胃肠消化系统疾病等,对于新生儿红屁股的发作也有很大的影响。

如何护理

下面让我们来看看怎么做吧!

1.勤清洗 每次大小便之后及时洗净屁股,涂抹护臀膏后更换干净尿布。不要用塑料布做尿布,对于过敏体质的宝宝,建议使用棉布的尿布。

2.勤更换 新生宝宝每15~20分钟就会排一次尿,虽然他们的尿量只有一汤匙,但是我们还是建议每隔2~3小时就更换干净的尿布或纸尿裤,但要注意掌握正确的方法。尤其是在宝宝大便之后,需要先用温水洗干净小屁股,再更换尿布。

3.勤观察 如果是因为排便次数的增加而引起,应该积极治疗腹泻,根据医嘱,服用益生菌调节肠道菌群等。随着排便次数的减少,局部刺激的减少,红屁股也会随之逐渐好转。宝宝还在喝母乳的话,妈妈也要注意饮食,尽量不要吃刺激类食物。

彭湘莲

如何给新生宝宝沐浴?

新手爸妈给宝宝洗澡要怎么操作呢?

给宝宝洗澡之前准备要充分,关闭门窗,调节室温在 26℃~28℃,水温 38℃~42℃,最好使用水温计。用物准备包括:洗澡盆、沐浴液、75% 乙醇、棉签、护臀膏、小毛巾、浴巾、纸尿裤、干净衣物,选择合适的时机,尽量选择在两餐之间,避免宝宝因饥饿引起的哭闹,因过饱呕吐引起呛咳。

给宝宝洗澡一般从头开始,再洗全身,最后清洗宝宝的小屁屁。

准备好一条棉质的小毛巾,打湿后拧干至不滴水的状态,从宝宝的内眼角往外轻轻擦拭,再擦小鼻子和嘴巴,脸蛋擦完后再洗小耳朵,记得每擦拭一个部位要变换毛巾部位。

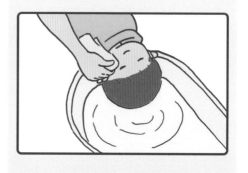

给宝宝洗头,左手托住宝宝的头颈部,同时用拇指、中指将宝宝的双耳郭折向前方,堵住外耳道口,避免水进入宝宝的耳朵,左臂及腋下夹住宝宝的臀部及下肢。右手先将头发打湿,挤出少量的沐浴液,在手上揉搓起泡,再在头皮按摩,再用清水清洗干洗,快速擦干水分。

接下来清洗宝宝的身体,

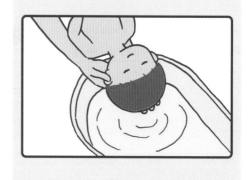

脱完衣服后，将宝宝轻轻放入水盆中，这时宝爸宝妈要将宝宝的肩颈部枕在手臂上，同时四根手指卡住宝宝的腋下，防止滑脱，清洗身体的顺序为颈下—胸部—腋窝—手臂—手掌—腹部—腹股沟。

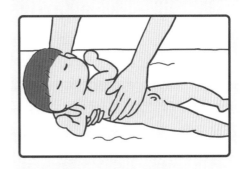

接着，清洗宝宝的后背，宝爸宝妈将右手从宝宝前方握住宝宝左肩及腋窝处，四个手指牢牢卡住宝宝的腋窝，使宝宝头颈部和身体俯瞰在宝爸宝妈的右手手臂上，同时注意宝宝的面色和反应，左手取沐浴液，清洗背部的顺序为颈下—背部—腰部—腿部—脚。

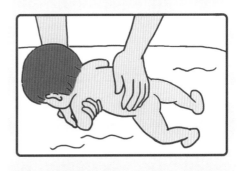

最后洗宝宝的小屁屁，清洗完迅速用浴巾将宝宝的身体擦干，做好脐部消毒和臀部的护理，整个沐浴的过程控制在 5~7 分钟，以免宝宝着凉。

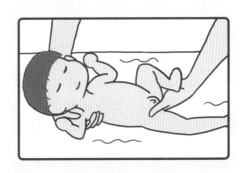

郭晶晶

宝宝得了湿疹怎么办?

婴儿湿疹在临床上也称婴儿期特应性皮炎,俗称"奶癣",是由基因及环境等多种内外因素所导致的一种过敏性皮肤病。多始发于 2~3 月龄的婴儿,常表现为宝宝两侧面颊、额部、眉间、头部等部位出现对称性红斑、丘疹、丘疱疹、水疱、渗液或浸润、肥厚等症状,个别的宝宝还可以发展至四肢、全身。

宝宝得了湿疹会有什么样的表现?

婴儿湿疹会导致剧烈瘙痒,引起婴儿哭闹不止和睡眠不安。严重的可能继发感染,出现皮肤脓疱,甚至全身发热等症状。

宝宝得了湿疹要治疗吗?

婴儿湿疹不具有传染性,有自愈可能,不一定要治疗。但是如果宝宝皮疹范围扩大,出现大片红斑、较多渗液,持续搔抓、哭闹、无法配合入睡或进食等情况,应及时就医。

婴儿湿疹有哪些治疗方法?

1. 婴儿湿疹的基础治疗是清洁护理。掌握正常的洗浴方式,避免过烫的热水对宝宝湿疹的治疗很关键,同时避免使用肥皂或沐浴露等刺激性清洁剂,以免进一步加重皮肤干燥,只用清水进行沐浴就可以有效清洁皮肤上的汗液、脱落的角质和污垢了。

2. 皮肤的保湿至关重要。润肤剂可以增加皮肤含水量、外源性补充皮肤脂质含量,可以改善宝宝皮肤的屏障功能。可以选用不含香料无刺激性的婴儿霜剂、软膏、乳剂、凝胶等。

3. 对于轻度湿疹,大量、频繁地涂保湿剂即可,无需特别用药;

中、重度湿疹，可以用含有糖皮质激素的外用药膏，但是此类药物的用法用量一定注意，需要就诊后在医生的指导下应用。

4. 如果湿疹合并局部皮肤感染，需要治疗感染，可以使用抗生素软膏，常用的有"莫匹罗星软膏"；如果感染严重，还可能需要口服抗菌药物治疗。

5. 如果湿疹瘙痒明显，可能需要口服抗过敏药进行辅助治疗。

婴儿湿疹发作，在生活中要注意什么？

1. 要注意皮肤的清洁，减少或避免汗液、口水、奶液、辅食汁液刺激皮肤。

2. 宝宝衣服要保持宽松、柔软、透气，避免刺激皮肤，衣物以宽松、纯棉衣物为主。也不要给宝宝穿过多的衣服，以免宝宝过热出汗刺激皮肤或者加重瘙痒及感染。

3. 如果宝宝会抓挠，要及时修剪宝宝指甲，避免宝宝抓伤皮肤造成感染。

4. 如果怀疑宝宝有食物过敏，或者怀疑宝宝湿疹加重和某种食物有关，先不要盲目忌口，可以主动给宝宝记录饮食日记，母乳妈妈也可以记录自己每天的进食情况，由专业医生评估是否需要进行规范的食物回避—激发试验来诊断。

5. 很多宝宝对尘螨或者其他吸入性过敏原过敏，要注意保持室内清洁及每天房间通风，减少宝宝与过敏原的接触。

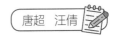

唐超　汪倩

宝宝听力筛查未通过怎么办?

宝宝出生后为何要做听力筛查?

宝宝出生后会有专职的耳鼻喉医生进行听力筛查，目的是早期发现有听力障碍的新生儿。这种筛查可以选择在宝宝自然睡眠或者安静状态下进行，时间短，无创伤。如果听力障碍没有及时发现，对宝宝未来语言和认知发育将造成严重的不良影响。

宝宝"听力筛查未通过"怎么办?

国内有外数据表明，宝宝初次听力筛查（多数在出院前完成）未通过比例在 10% 左右，初次筛查未通过最后被诊断有听力问题的比例仅为 0.1%~0.3%，因此 90% 以上的初筛未通过的宝宝听力其实都是在正常范围内的。宝爸宝妈们大可不必惊慌。

听力初筛未通过的原因有哪些呢?

由于听力筛查的仪器比较敏感，在出生 48 小时之前的假阳性率较高，影响筛查结果的因素较多。

1. 宝宝出生后外耳道内存留有胎脂、羊水、分泌物。
2. 宝宝中耳腔有积液。
3. 宝宝不安静、身体动得多，影响检测准确性。
4. 检测时周围环境噪声太大。

因此，听力筛查未通过并不意味着宝宝听力异常。宝爸宝妈要注意宝宝的听力反应，进行必要的声刺激，但要注意声音不要太大。

42 天内一定要做"听力复筛"吗?

如果复筛通过了，这时一般认为宝宝听力属正常。暂时不需做进一步的检查。不过在宝宝的成长过程中，还是要关注宝宝对声音的反应，到了该说话年龄时，是否和周围小孩差不多，如果宝宝语言能力与其他小朋友相差较大，则要到医院去排除听力方面的问题。

如果复筛仍然未通过，宝爸宝妈们也不要过于惊慌，按照医生的指导检查治疗，有些宝宝随着年龄的增长其听觉发育不断完善，部分听力损失患儿尤其是传导性听力损失者在复诊检查中可能自行恢复或经过药物、手术后听力恢复正常。

如果是单耳听力筛查未通过，后面就更应该关注宝宝的听力，因为此类宝宝发生迟发性听力问题的比例会增加。宝爸宝妈们不可大意，记住宝宝出生后 3 个月之内一定要做诊断性听力检查。

最后要强调的是，发现宝宝有听力问题不可怕，可怕的是没有行动。因为即使宝宝有听力问题，只要及早干预（6 个月以内），现在的科学手段完全可以做到让宝宝正常开口说话。过去常说"十聋九哑"，现在我们一起努力完全可以做到"十聋九不哑"，让听力异常的宝宝回到美妙声音的精彩世界。

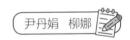

尹丹娟　柳娜

采新生儿足底血
——忍痛都要做的检查

采新生儿足底血是干什么？

遗传代谢性疾病也称先天性代谢缺陷性疾病，它是由于编码人体代谢的某些基因编码发生突变，而引起代谢产物异常，导致患儿生长发育迟缓、智力低下以及脑损伤等，严重可导致死亡。新生儿足底采血是产科一项重要的日常工作，是新生儿遗传代谢性疾病筛查的重要环节。在采血的过程婴儿会因为疼痛而哭闹，父母也会于心不忍。但是，遗传代谢病筛查的目的就是预防出生缺陷、治疗确诊患儿、避免残疾。因此，采新生儿足底血是忍痛都要做的检查！

什么时候可以采足底血？

足底血采集时间应在宝宝出生后 48 小时，充分哺乳后为宜。如果因为宝宝早产或是体重过低等特殊原因未能及时采集足底血，可在出生后 20 天之内进行补筛。最迟采集时间不宜超过出生后 20 天。如果做了筛查的家长接到医院通知要求复筛，一定要及时去医院，以免延误干预治疗时机。

新生儿疾病筛查可以发现哪些疾病？

新生儿疾病筛查可以发现苯丙酮尿症、先天性甲状腺功能减退症、葡萄糖 -6- 磷酸脱氢酶缺乏症（G6PD）、先天性肾上腺皮质增生症等。

遗传代谢性疾病发现后可以怎么治疗？

遗传代谢性疾病种类较多，不同疾病的治疗方法不一样。例如苯丙酮尿症可采用饮食治疗，在饮食方面要吃去除苯丙氨酸的特殊奶粉，尽量少吃豆类、韭菜、香蕉等含苯丙氨酸高的食物；先天性甲状腺功能减退需要尽早给新生儿口服左旋甲状腺素片治疗，并定期查甲状腺功能，及时调整药物剂量，治疗不及时会造成宝宝不可逆的身材矮小、智力低下；葡萄糖 -6- 磷酸脱氢酶缺乏症（G6PD）俗称"蚕豆病"，会导致宝宝溶血性黄疸，若发现不及时部分宝宝甚至需要换血治疗或导致核黄疸，母乳喂养的妈妈要避免食用蚕豆及其制品(如粉丝、豆瓣酱等)，宝宝终身需要回避蚕豆，禁止接触樟脑丸，避免使用某些药物等可减少发病；先天性肾上腺皮质增生症一旦诊断明确，需要终身服用皮质激素等药物行替代治疗，并定期随诊，避免性腺发育异常或宝宝性别认知障碍。

　　遗传代谢性疾病的治疗关键是早发现、早治疗。随着医疗水平的不断发展，部分患儿在尽早治疗后症状得到了缓解，预后得到了改善。因此，采新生儿足底血是忍痛都要做的检查！

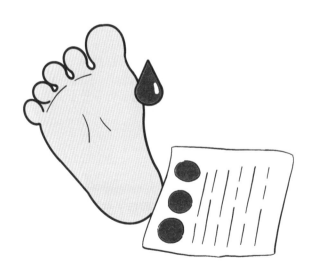

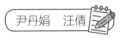
尹丹娟　汪倩

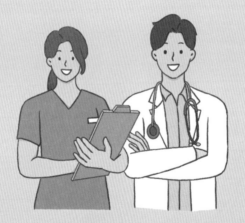

图书在版编目（ＣＩＰ）数据

最美守望：生孩子那些事 / 蒋玉蓉，潘华，黄漫丰主编. —
长沙:湖南科学技术出版社，2023.9
ISBN 978-7-5710-2377-5

Ⅰ．①最… Ⅱ．①蒋… ②潘… ③黄… Ⅲ．①孕妇－妇幼
保健－基本知识②产妇－妇幼保健－基本知识 Ⅳ．①R715.3

中国国家版本馆CIP 数据核字(2023)第145667 号

ZUIMEI SHOUWANG —— SHENGHAIZI NAXIESHI

最美守望——生孩子那些事

主　　编：蒋玉蓉　潘　华　黄漫丰
出 版 人：潘晓山
责任编辑：兰　晓
出版发行：湖南科学技术出版社
社　　址：长沙市芙蓉中路一段 416 号泊富国际金融中心
网　　址：http://www.hnstp.com
湖南科学技术出版社天猫旗舰店网址：
　　　　　http://hnkjcbs.tmall.com
邮购联系：0731-84375808
印　　刷：长沙超峰印刷有限公司
厂　　址：宁乡市金州新区泉洲北路 100 号
邮　　编：410600
版　　次：2023 年 9 月第 1 版
印　　次：2023 年 9 月第 1 次印刷
开　　本：880mm×1230mm　1/32
印　　张：7.75
字　　数：185 千字
书　　号：ISBN 978-7-5710-2377-5
定　　价：58.00 元